Kenneth Antoniadis

Holly Davis

L'illusione anti-invecchiamento

Perché abbiamo frainteso l'invecchiamento

Kenneth Antoniadis
Holly Davis
L'illusione anti-invecchiamento
Perché abbiamo frainteso l'invecchiamento

ISBN: 978-3-69173-014-2 (brossura)

Numero d'ordine: 2049/25
Disponibile anche come eBook

Copertina: Kerstin Laube
Produzione: Michaela Witt

Bremen University Press, 2025.
Fahrenheitstr. 11
28359 Bremen
bup@bremenuniversitypress.com
www.bremenuniversitypress.com

Il manoscritto non può essere utilizzato in tutto o in parte senza il previo consenso scritto dell'editore.

Kenneth Antoniadis
Holly Davis
L'illusione anti-invecchiamento
Perché abbiamo frainteso l'invecchiamento

Panoramica

PREFAZIONE 11

1. INTRODUZIONE 15

2 LA SCIENZA DELL'INVECCHIAMENTO 22

3. I PROGRESSI DELLA MEDICINA GERIATRICA 52

4. TRA MITO E SCIENZA 86

5 IL FUTURO DELLA RICERCA SULL'INVECCHIAMENTO 107

6 CONCLUSIONI - RIPENSARE L'INVECCHIAMENTO 128

7. OSSERVAZIONI CONCLUSIVE 144

GLOSSARIO - TERMINI CHIAVE PER CAPITOLO 148

BIBLIOGRAFIA 153

PANORAMICA TABELLARE: PRODOTTI MODERNI E
AFFIDABILI CONTRO L'INVECCHIAMENTO E I LORO
PRINCIPI ATTIVI 157

Indice dei contenuti

PREFAZIONE 11

1. INTRODUZIONE 15

1.1 L'INVECCHIAMENTO COME PROCESSO BIOLOGICO: UNA PANORAMICA 15
1.2 L'OSSESSIONE CULTURALE PER I GIOVANI 16
1.3 TRA SPERANZA E CLAMORE: IL MERCATO DELL'ANTI-INVECCHIAMENTO 18
1.4 PERCHÉ ABBIAMO (FINORA) FRAINTESO L'INVECCHIAMENTO 20

2 LA SCIENZA DELL'INVECCHIAMENTO 22

2.1 CHE COS'È VERAMENTE L'INVECCHIAMENTO? 22
    2.1.1 *Basi cellulari e molecolari* 22
    2.1.2 *L'approccio "Hallmarks of Aging* 24
    2.1.3 *Differenza tra durata di vita e durata di salute* 26
2.2 EPIGENETICA E INVECCHIAMENTO 27
    2.2.1 *Che cos'è l'epigenetica?* 27
    2.2.2 *Modelli di metilazione e orologio biologico* 29
    2.2.3 *Reversibilità dell'invecchiamento epigenetico* 31
2.3 DANNO AL DNA, TELOMERI E INVECCHIAMENTO CELLULARE 33
    2.3.1 *Ruolo dell'accorciamento dei telomeri* 33
    2.3.2 *Instabilità genomica ed errori di replicazione* 35
    2.3.3 *Cellule senescenti: Benedizione o maledizione?* 37
2.4 IL SISTEMA IMMUNITARIO IN ETÀ AVANZATA 39
    2.4.1 *Immunosenescenza e invecchiamento infiammatorio* 39
    2.4.2 *Collegamento con le malattie legate all'età* 41
    2.4.3 *Approcci terapeutici per il ringiovanimento immunitario* 43

2.5 METABOLISMO E MITOCONDRI 45
    2.5.1   *Il metabolismo energetico dell'invecchiamento* 45
    2.5.2   *Mitofagia e decadimento mitocondriale* 47
    2.5.3   *L'influenza del digiuno, della restrizione calorica e delle sirtuine* 49

3. I PROGRESSI DELLA MEDICINA GERIATRICA 52

3.1   SENOLITICA: IL NUOVO FARO DELLA SPERANZA? 52
    3.1.1   *Cosa sono le cellule senescenti?* 52
    3.1.2   *Meccanismi e principi attivi* 54
    3.1.3   *Situazione e rischi dello studio clinico* 56

3.2   RIPROGRAMMAZIONE BIOLOGICA 58
    3.2.1   *Fattori di Yamanaka e identità cellulare* 58
    3.2.2   *Riprogrammazione parziale: teoria e pratica* 60
    3.2.3   *Opportunità e sfide etiche* 62

3.3   TERAPIE CON CELLULE STAMINALI NEL CONTESTO DELL'INVECCHIAMENTO 64
    3.3.1   *Diversi tipi di cellule staminali* 64
    3.3.2   *Medicina rigenerativa in età avanzata* 66
    3.3.3   *Rischi, limiti e sviluppi attuali* 69

3.4   EDITING DEL GENOMA E ANTI-INVECCHIAMENTO 71
    3.4.1   *CRISPR e altri strumenti* 71
    3.4.2   *Potenziale di riparazione delle mutazioni legate all'età* 74
    3.4.3   *Esempi di applicazione* 76

3.5   PREVENZIONE, DIAGNOSTICA E BIOMARCATORI 78
    3.5.1   *Rilevamento precoce dei processi di invecchiamento* 78
    3.5.3   *Monitoraggio dell'invecchiamento biologico nella pratica* 83

4. TRA MITO E SCIENZA 86

4.1	IL MARKETING DELL'ETERNA GIOVINEZZA	86
	4.1.1 Il mercato della longevità da mille miliardi di dollari	86
	4.1.2 Integratori alimentari, biohacking	88
	4.1.3 I pericoli di una promessa eccessiva	90
4.2	LA PSEUDOSCIENZA NELL'ANTINVECCHIAMENTO	92
	4.2.1 Modelli tipici e false conclusioni	92
	4.2.2 Social media, influencer e divulgazione scientifica	95
	4.2.3 Standard scientifici contro il wishful thinking	97
4.3	COSA FUNZIONA DAVVERO E COSA NO	99
	4.3.1 Panoramica delle misure basate sull'evidenza	99
	4.3.2 Restrizione calorica, esercizio fisico, sonno, psiche	102
	4.3.3 Perché non esiste una "pillola miracolosa"	105

5 IL FUTURO DELLA RICERCA SULL'INVECCHIAMENTO 107

5.1	LA VISIONE DELLA "MEDICINA DELLA LONGEVITÀ"	107
	5.1.1 Dalla geriatria alla medicina geriatrica proattiva	107
	5.1.2 Integrazione interdisciplinare	108
	5.1.3 Potenzialità e limiti degli interventi personalizzati	110
5.2	INNOVAZIONI TECNOLOGICHE - DALL'IA ALLE FABBRICHE DI CELLULE	112
	5.2.1 L'intelligenza artificiale nella ricerca sull'invecchiamento	112
	5.2.2 Organoidi, bioingegneria e sistemi rigenerativi	115
	5.2.3 Il "gemello digitale" dell'invecchiamento	117
5.3	INIZIATIVE DI RICERCA INTERNAZIONALI E LORO OBIETTIVI	119
	5.3.1 USA, Europa, Asia - panorama globale della ricerca	119

	5.3.2	Obiettivi, logica di finanziamento, conflitti di interesse............ 123
	5.3.3	Come viene assegnata la priorità alla ricerca e cosa rimane irrisolto......... 125

6 CONCLUSIONI - RIPENSARE L'INVECCHIAMENTO 128

6.1 TRA PROGRESSO E FINZIONE........................ 128
    6.1.1 Lo stato della scienza: una visione realistica... 128
    6.1.2 La narrazione dell'"immortalità" e il suo abuso.............. 129
    6.1.3 Cosa sappiamo - e cosa non sappiamo........... 131

6.2 CONSEGUENZE ETICHE, SOCIALI E DI POLITICA SANITARIA.................. 134
    6.2.1 La questione della giustizia: chi beneficia di una vita lunga?............ 134
    6.2.2 Vivere più a lungo - ma come? Significato, partecipazione, qualità della vita.................. 135
    6.2.3 Regolamentazione, educazione e responsabilità................ 137

6.3 UNA VISIONE REALISTICA: CAPIRE L'INVECCHIAMENTO, NON NEGARLO 139
    6.3.1 Il ritorno alla realtà biologica....................... 139
    6.3.2 La responsabilità della medicina e della società........... 140
    6.3.3 L'invecchiamento come processo, non come nemico........ 142

7. OSSERVAZIONI CONCLUSIVE 144

GLOSSARIO - TERMINI CHIAVE PER CAPITOLO 148

BIBLIOGRAFIA 153

PANORAMICA TABELLARE: PRODOTTI MODERNI E AFFIDABILI CONTRO L'INVECCHIAMENTO E I LORO PRINCIPI ATTIVI 157

Note:

- Questo libro ha una struttura modulare che permette di leggere ogni capitolo in modo indipendente senza dover necessariamente fare riferimento agli altri.
- Stato di lavorazione: maggio 2025

L'editore

Prefazione

L'invecchiamento colpisce tutti, inevitabilmente, gradualmente, ma non in modo uniforme. Già all'inizio della mia carriera scientifica, quando lavoravo su questioni di biologia molecolare nel contesto delle malattie croniche, mi sono reso conto che molti processi che definiamo "patologici" sono strettamente legati al naturale invecchiamento dell'organismo. Il confine tra cambiamento patologico e invecchiamento biologico è spesso labile. Questa consapevolezza mi ha accompagnato da allora ed è diventata la forza trainante del mio intenso interesse scientifico e personale per i meccanismi dell'invecchiamento.

Non scrivo questo libro come qualcuno che vuole sfuggire all'invecchiamento, ma come un ricercatore che vuole capire cosa significhi realmente invecchiare.

In un momento in cui le promesse di eterna giovinezza e di immortalità biologica si moltiplicano nei media, nelle start-up e negli autoproclamati "esperti di longevità", ritengo che sia un compito urgente distinguere tra la scienza solida e le velleità speculative.

L'"illusione anti-invecchiamento" non è un'accusa polemica nei confronti degli sforzi per rallentare l'invecchiamento - al contrario. Questo libro si propone di mostrare dove si trovano i veri progressi, quanto in profondità arrivano le nostre conoscenze biologiche e dove ci lasciamo sedurre da false speranze.

Questo libro ha due obiettivi principali: In primo luogo, intende presentare lo stato attuale della ricerca sull'invecchiamento biologico in modo comprensibile e strutturato per un pubblico accademico interessato - dai meccanismi epigenetici e dalla senescenza cellulare agli approcci terapeutici innovativi come la senolitica, la riprogrammazione e la medicina della longevità. In secondo luogo, mira a rivelare il confine, spesso invisibile ma serio, tra la scienza seria e la retorica commerciale dell'"anti-invecchiamento".

Il dibattito pubblico sull'invecchiamento e sul suo rallentamento rivela una tensione: da un lato, ci sono onesti progressi scientifici che hanno il potenziale per estendere in modo significativo la durata della salute. Dall'altro lato, si diffondono rapidamente idee pseudoscientifiche, integratori alimentari con promesse non comprovate o interventi invasivi senza prove sufficienti, alimentati da interessi economici e meccanismi di diffusione algoritmica.

Questo libro si rivolge a coloro che desiderano occuparsi di questioni biologiche, mediche, etiche e sociali relative all'invecchiamento - sia come scienziati, medici, etici, giornalisti o semplici cittadini informati. Si propone di fornire una visione d'insieme e un approfondimento, nonché un orientamento e una riflessione critica.

I contenuti di questo libro si basano su una revisione completa della letteratura scientifica attuale, principalmente su riviste peer-reviewed nei campi della biologia, della medicina, dell'epigenetica, della genetica molecolare e della biogerontologia. Ove opportuno, sono state consultate anche meta-analisi, revisioni sistematiche e revisioni attuali. I singoli studi con affermazioni innovative vengono classificati criticamente nel contesto più ampio e non presentati come verità isolate.

Inoltre, la presentazione segue il principio della scienza basata sull'evidenza: le ipotesi sono etichettate come tali, il grado di certezza della situazione dei dati è reso trasparente e i potenziali conflitti di interesse - in particolare nella ricerca a scopo commerciale - sono identificati.

Particolare attenzione viene prestata alla comunicazione di argomenti complessi in un linguaggio che rimane preciso e tecnicamente corretto, ma che evita inutili gerghi. Dove necessario, i termini chiave sono spiegati nel glossario, i processi biologici sono illustrati con vivaci analogie e la presentazione è volutamente interdisciplinare: dopo tutto, l'invecchiamento non è solo un fenomeno biologico, ma anche sociale, psicologico e culturale.

Berlino, giugno 2025

Gli autori

1. introduzione

1.1 L'invecchiamento come processo biologico: una panoramica

L'invecchiamento è un fenomeno biologico universale ma molto complesso. Colpisce tutti gli organismi, dalle semplici cellule di lievito alle piante e agli esseri umani. L'invecchiamento non deve essere inteso come una singola malattia, ma come un cambiamento sistemico e globale dell'organismo nel corso del tempo. Questo processo è accompagnato da una progressiva perdita di funzioni a livello cellulare, molecolare e organismico e aumenta la suscettibilità a numerose malattie come il cancro, le malattie cardiovascolari, il diabete e i disturbi neurodegenerativi.

Le basi biologiche dell'invecchiamento sono oggetto di un'intensa attività di ricerca, in particolare nel campo della biologia molecolare, della biologia cellulare e della genetica. Dalla formulazione dei cosiddetti **"Hallmarks** of Aging" da parte di López-Otín et al. nel 2013, esiste un quadro strutturato per descrivere questi processi. Questi tratti distintivi includono l'accorciamento dei telomeri, i cambiamenti epigenetici, la perdita della proteostasi, la disfunzione mitocondriale, la senescenza cellulare, l'esaurimento delle cellule staminali e l'alterazione della comunicazione intercellulare.

È particolarmente significativo che molti di questi processi possano essere modulati in linea di principio. I modelli animali hanno dimostrato che gli interventi su alcuni meccanismi di invecchiamento - come la manipolazione genetica, la restrizione calorica o l'intervento farmacologico - possono portare a un significativo prolungamento della vita e della durata della salute. Ciò alimenta la speranza che l'invecchiamento sia almeno parzialmente controllabile.

Ma l'invecchiamento non è solo un processo biologico: è anche una categoria profondamente inscritta nella nostra cultura, come verrà mostrato nella prossima sezione.

1.2 L'ossessione culturale per i giovani

In quasi tutte le società moderne, la giovinezza è associata a vitalità, attrattiva, forza innovativa e prestazioni. L'invecchiamento, invece, è visto come un processo di perdita - fisica, cognitiva e sociale. Questa idea non è affatto universale, ma costruita culturalmente. In alcune società tradizionali di , la vecchiaia è associata alla saggezza, all'esperienza e alla dignità. Nelle culture occidentali, invece, dominano un'estetica della giovinezza e una concezione medica che patologizza sempre più l'invecchiamento.

Questa fissazione culturale sui giovani ha conseguenze di vasta portata. Influenza il modo in cui le persone percepiscono se stesse, il modo in cui i prodotti vengono commercializzati, le misure mediche che si desiderano o si evitano - e modella il panorama della ricerca. Il desiderio non solo di comprendere l'invecchiamento, ma anche di "combatterlo" attivamente, in molti casi non ha una motivazione puramente scientifica, ma è influenzato da valori sociali ed economici.

La pubblicità, le riviste di lifestyle e le piattaforme dei social media diffondono l'immagine di un corpo quasi senza età. I cosmetici anti-età, gli integratori alimentari "ringiovanenti" e le procedure mediche invasive come le iniezioni di Botox o le terapie ormonali sostitutive suggeriscono che l'età è qualcosa che si può tenere sotto controllo - se ce lo si può permettere. La pressione sociale per l'eterna giovinezza è sempre più strumentalizzata da interessi economici.

Questa dinamica crea una tensione tra la realtà scientifica e l'illusione culturale, una tensione che guida anche il successo commerciale del mercato dell'anti-invecchiamento.

1.3 Tra speranza e clamore: il mercato dell'anti-invecchiamento

Il mercato dei prodotti e dei servizi anti-invecchiamento è cresciuto in modo esponenziale negli ultimi due decenni. Si stima che il mercato globale della longevità raggiungerà un volume di diversi trilioni di dollari USA entro il 2030. Esso comprende non solo cosmetici e integratori alimentari, ma sempre più anche start-up biotecnologiche, medicina personalizzata, diagnostica del genoma e terapie cellulari sperimentali.

La vicinanza di molti fornitori alla sfera del "biohacking" - un movimento che promette l'auto-ottimizzazione attraverso la tecnologia e la biologia - è particolarmente sorprendente. In questa scena, l'invecchiamento è spesso rappresentato come un "bug nel sistema", un errore nel codice della vita che deve essere riparato. La visione: una persona che potenzialmente può vivere all'infinito, sana, attiva e cognitivamente efficiente.

Tuttavia, sebbene queste narrazioni siano attraenti per i media e a livello commerciale, molte delle loro promesse rimangono scientificamente discutibili o non provate. Spesso mancano dati clinici solidi che vadano oltre i modelli animali o le colture cellulari. Sostanze come i precursori del NAD+, la spermidina o la rapamicina vengono acclamate come cure miracolose, anche se i loro effetti a lungo termine sugli esseri umani non sono ancora stati sufficientemente studiati.

Il problema non è che vengano condotte ricerche o esperimenti - questo è essenziale per il progresso. Ciò che è problematico, tuttavia, è il crescente indebolimento dei confini tra l'esplorazione scientifica, la commercializzazione prematura e la vendita di promesse di salvezza scientificamente infondate. È proprio qui che entra in gioco questo libro: Mira a differenziare, illuminare e stabilire le priorità.

1.4 Perché abbiamo (finora) frainteso l'invecchiamento

L'idea centrale di questo libro è che **per troppo tempo abbiamo considerato l'invecchiamento come qualcosa di inevitabile, uniforme e ininfluente, oppure come un problema tecnico che può essere semplicemente "risolto" con gli strumenti giusti. Entrambe le cose non funzionano.**

L'invecchiamento non è una sequenza lineare né un destino uniforme. È piuttosto una complessa interazione di fattori genetici, epigenetici, metabolici e ambientali che si manifestano in modo diverso in ogni persona. La consapevolezza che l'invecchiamento è plastico, cioè modificabile, apre nuovi orizzonti terapeutici. Tuttavia, questa plasticità non è un biglietto gratuito per un ringiovanimento illimitato. È un campo di ricerca ricco di possibilità, ma anche di rischi e di questioni etiche.

Questo libro vuole quindi essere un **invito a guardare all'invecchiamento in modo differenziato**: vuole rendere comprensibili i progressi biomedici, dare un nome alle controversie scientifiche, mostrare i limiti di ciò che è fattibile - e soprattutto: vuole smascherare le illusioni che così spesso oscurano il pensiero sul nostro invecchiamento.

2 La scienza dell'invecchiamento

2.1 Che cos'è veramente l'invecchiamento?

2.1.1 Basi cellulari e molecolari

L'invecchiamento non è un evento singolo, ma un processo complesso e dinamico che si svolge simultaneamente su molti livelli, dalla struttura molecolare del DNA alla membrana cellulare e alla funzione di interi organi. Le ricerche degli ultimi decenni hanno dimostrato che l'invecchiamento è molto più di un semplice accumulo di danni casuali. Si tratta piuttosto di uno stato biologico regolato, co-determinato da programmi genetici, interruttori epigenetici e processi di comunicazione intercellulare.

A livello cellulare, l'invecchiamento si manifesta con una ridotta capacità di dividersi, cambiamenti nella struttura cellulare, alterazione della segnalazione e perdita della capacità di ripararsi. L'accumulo di danni al DNA, lo stress ossidativo, il misfolding delle proteine e la disfunzione mitocondriale svolgono un ruolo centrale. Il numero crescente di **cellule senescenti**, cioè di cellule che non possono più dividersi ma sono ancora metabolicamente attive e rilasciano sostanze messaggere pro-infiammatorie, è particolarmente evidente. Queste cellule contribuiscono alla cosiddetta "infiammazione di basso grado", che è associata a numerose malattie legate all'età.

È possibile identificare almeno tre livelli molecolari principali di regolazione dell'invecchiamento:

1. **Fattori genetici** che determinano la rapidità dei processi di invecchiamento biologico.

2. **Modificazioni epigenetiche** che influenzano l'attività dei geni senza cambiare la sequenza del DNA.

3. **Fattori ambientali e di stile di vita**, come dieta, esercizio fisico, stress e tossine ambientali, che hanno un impatto su entrambi i livelli.

L'interazione di questi fattori crea una rete multistrato che è molto più di una semplice usura. Si tratta di un programma biologico attivo che è in parte evolutivamente conservato e in parte stocastico - una differenza che è centrale per la possibilità di interventi terapeutici.

2.1.2 L'approccio "Hallmarks of Aging

La pubblicazione dell'articolo *The Hallmarks of Aging* di Carlos López-Otín e colleghi nel 2013 ha dato un contributo decisivo alla sistematizzazione dell'invecchiamento. In esso, il team ha definito nove caratteristiche centrali che possono essere osservate in tutti gli organismi durante l'invecchiamento. Da allora sono considerate il **quadro teorico** per la moderna ricerca sull'invecchiamento:

1. **Instabilità genomica**
2. **Accorciamento dei telomeri**
3. **Cambiamenti epigenetici**
4. **Perdita della proteostasi**
5. **Percezione deregolata dei nutrienti**
6. **Disfunzione mitocondriale**
7. **Senescenza cellulare**
8. **Esaurimento delle cellule staminali**
9. **Alterazione della comunicazione intercellulare**

Questi "segni distintivi dell'invecchiamento" non si verificano in modo isolato, ma sono **sistematicamente interconnessi**. Ad esempio, l'instabilità genomica porta a una maggiore probabilità di mutazioni, che a loro volta possono influenzare la proteostasi (cioè l'equilibrio tra produzione e degradazione delle proteine). Lo stress mitocondriale può anche influenzare la regolazione epigenetica, un esempio della complessità dell'invecchiamento biologico.

La forza del modello Hallmarks risiede nella sua **integrabilità**: consente di adottare una prospettiva sia meccanicistica sia interventistica. Ciascuna di queste caratteristiche, infatti, può **essere modulata** in linea di principio attraverso interventi genetici, farmacologici o legati allo stile di vita. È proprio questa modulabilità il punto di partenza per lo sviluppo di moderne terapie anti-invecchiamento che vadano ben oltre gli approcci cosmetici.

Nel 2023, questo modello è stato ampliato per includere ulteriori aspetti, come i **processi infiammatori cronici**, la **perdita dell'omeostasi tissutale** e la **disregolazione del microbioma**. Questi ampliamenti sottolineano la necessità di comprendere l'invecchiamento non solo come fenomeno cellulare, ma anche come **fenomeno sistemico**.

2.1.3 Differenza tra durata della vita e durata della salute

Un malinteso comune nel dibattito pubblico sulla longevità riguarda l'equazione tra **durata della vita** e **durata della salute**. Mentre la durata della vita descrive la **durata assoluta della vita** - cioè il tempo che intercorre tra il momento della nascita e la morte biologica - l'healthspan si riferisce al **periodo di tempo in cui un individuo vive libero da malattie croniche, limitazioni funzionali e necessità di assistenza**.

Negli ultimi cento anni, la durata media della vita nei Paesi industrializzati è aumentata notevolmente, soprattutto grazie al miglioramento dell'igiene, delle cure mediche, dei programmi di vaccinazione e dell'alimentazione. Tuttavia, la durata della salute **non è aumentata nella stessa misura**. Sebbene oggi molte persone vivano più a lungo, trascorrono anche una parte crescente della loro vita con malattie legate all'età - una situazione che i gerontologi definiscono "paradosso dell'espansione della morbilità".

La sfida della moderna ricerca sull'invecchiamento non è quindi solo quella di prolungare la vita, ma soprattutto di **massimizzare** gli **anni sani e funzionali**. L'obiettivo è quello di "comprimere la morbilità", cioè di posticipare gli anni di malattia alla fine della vita, prolungando allo stesso tempo la fase sana della vita.

Gli interventi commercializzati come "anti-invecchiamento" non dovrebbero quindi essere misurati in base alla loro capacità di allungare la vita in anni solari, ma in base al loro potenziale di mantenere o migliorare la **qualità della vita in età avanzata**. È proprio questo aspetto che viene spesso trascurato - o deliberatamente trascurato - nelle rappresentazioni mediatiche e commerciali.

2.2 Epigenetica e invecchiamento

2.2.1 Che cos'è l'epigenetica?

Il termine **epigenetica** si riferisce ai meccanismi biologici che controllano **come e quando i geni vengono attivati o disattivati** senza modificare la sequenza del DNA su cui si basa. Il codice genetico - il cosiddetto genoma - rimane quindi lo stesso, ma la sua **lettura**, cioè quali geni sono attivi quando, dove e in che misura, è regolata da processi epigenetici. Questo può essere immaginato come l'interazione tra uno spartito (il DNA) e il direttore d'orchestra (i meccanismi epigenetici), che determina quali passaggi vengono suonati forte o piano e come.

Le modifiche epigenetiche più importanti includono

- **Metilazione del DNA**: l'aggiunta di gruppi metilici alle basi del DNA, in particolare ai residui di citosina, che spesso porta al silenziamento genico.

- **Modificazioni istoniche**: Modifiche chimiche delle proteine (istoni) attorno alle quali è avvolto il DNA. Esse influenzano il modo in cui un segmento genico è impacchettato in modo stretto o lasco, e quindi la sua accessibilità per la trascrizione.

- **RNA non codificanti**: piccole molecole di RNA che possono regolare l'espressione genica a livello post-trascrizionale.

I processi epigenetici sono **essenziali per la differenziazione cellulare**, ossia per il fatto che da una stessa informazione genetica possono svilupparsi tipi di cellule completamente diversi, come cellule nervose, muscolari o immunitarie. Allo stesso tempo, questi processi reagiscono **in modo sensibile alle influenze ambientali**, come l'alimentazione, lo stress, il sonno, l'attività fisica o le tossine ambientali.

Questi schemi epigenetici cambiano nel corso della vita e questo è proprio uno dei meccanismi centrali dell'invecchiamento. Le cellule che invecchiano presentano sempre più spesso una **disregolazione epigenetica**, che può portare a un'espressione genica difettosa, alla perdita dell'identità cellulare e a una maggiore suscettibilità alle malattie.

2.2.2 Modelli di metilazione e orologio biologico

La metilazione del DNA è un esempio particolarmente significativo dell'importanza dei cambiamenti epigenetici nel processo di invecchiamento. Questo marchio epigenetico cambia sistematicamente nel corso della vita di una persona. Alcune regioni del DNA mostrano una prevedibile perdita o guadagno di gruppi metilici. Questi schemi sono così coerenti che hanno portato allo sviluppo dei cosiddetti **orologi epigenetici**.

Il più noto di questi orologi è l'**orologio di Horvath**, dal nome del biostatistico Steve Horvath, che nel 2013 ha sviluppato un metodo che può essere utilizzato per prevedere con precisione l'età biologica di una cellula o di un organismo sulla base di specifici modelli di metilazione. La discrepanza tra l'età cronologica e quella epigenetica - nota anche come "accelerazione dell'età" - è ora considerata un **predittore affidabile** di morbilità, mortalità e rischio di malattie legate all'età.

Gli orologi epigenetici hanno rivoluzionato la ricerca sull'invecchiamento, fornendo una **misura oggettiva e quantificabile** dell'invecchiamento biologico, cosa che mancava da tempo. Numerosi studi hanno dimostrato che l'accelerazione dell'invecchiamento epigenetico è correlata a un aumento del rischio di malattie cardiovascolari, morbo di Alzheimer, diabete di tipo 2 e cancro. I dati dimostrano anche che alcuni interventi sullo stile di vita - come l'esercizio fisico, una dieta equilibrata o la gestione dello stress - possono rallentare l'invecchiamento epigenetico.

I modelli più recenti, come il **GrimAge Clock** o il **PhenoAge**, incorporano anche marcatori clinici e fattori di rischio e consentono quindi di fare previsioni ancora più precise sulla progressione della salute e sulla durata della vita. Questo crea un punto di partenza completamente nuovo per la medicina preventiva e le strategie sanitarie personalizzate.

Tuttavia, è necessaria anche una certa cautela: Gli orologi epigenetici sono **correlativi**, non causali. Mostrano che l'età si manifesta a livello molecolare, ma non spiegano necessariamente i meccanismi che ne sono alla base. L'interpretazione di questi valori misurati richiede quindi grande attenzione.

2.2.3 Reversibilità dell'invecchiamento epigenetico

Un aspetto affascinante e potenzialmente rivoluzionario dell'epigenetica è la sua **reversibilità**. A differenza delle mutazioni genetiche, che sono permanenti, le modifiche epigenetiche possono essere **attivamente invertite o riprogrammate**. Ciò apre la possibilità teorica di poter **ringiovanire le** cellule - e forse interi organismi - riportando il loro stato epigenetico a uno stadio precedente.

Un esempio chiave è rappresentato dalle **cellule staminali pluripotenti indotte (iPSC**), descritte da Shinya Yamanaka nel 2006. Introducendo quattro fattori di trascrizione (Oct4, Sox2, Klf4, c-Myc - noti anche come fattori di Yamanaka), le cellule somatiche mature possono essere riportate a uno stato giovane e pluripotente, sia dal punto di vista epigenetico che funzionale. Questa riprogrammazione è accompagnata da un completo **ringiovanimento epigenetico**.

Tuttavia, la riprogrammazione completa non è adatta a scopi terapeutici perché può portare allo sviluppo di cellule tumorali. Per questo motivo, attualmente sono in corso intense ricerche sulla **riprogrammazione parziale**, in cui l'orologio epigenetico viene riportato indietro senza cancellare l'identità cellulare. In modelli murini, il ringiovanimento funzionale dei tessuti è già stato ottenuto in questo modo - ad esempio nel nervo ottico, nei muscoli o nel fegato.

Anche gli approcci farmacologici, ad esempio con sostanze come la **spermidina**, il **butirrato**, il **resveratrolo** o gli **inibitori della DNMT**, cercano di intervenire in modo specifico nei processi epigenetici. Tuttavia, l'applicazione clinica di tali metodi è ancora agli inizi. Non solo l'efficacia, ma anche le **conseguenze a lungo termine e la sicurezza di** questi interventi devono essere analizzati in dettaglio.

Infine, ma non meno importante, la possibilità di ringiovanimento epigenetico solleva anche questioni etiche: Chi ha accesso a queste tecnologie? A che punto il desiderio di "ringiovanimento" diventa una norma sociale? E come gestire l'incertezza se il profilo epigeneticamente "giovane" porti effettivamente a una maggiore qualità di vita?

2.3 Danno al DNA, telomeri e invecchiamento cellulare

2.3.1 Ruolo dell'accorciamento dei telomeri

I telomeri sono sequenze ripetitive di DNA situate all'estremità dei nostri cromosomi - paragonabili a i tappi di plastica dei lacci delle scarpe che ne impediscono lo sfilacciamento. Nell'uomo sono costituiti dalla ripetizione della sequenza nucleotidica TTAGGG e sono essenziali per la stabilità strutturale del genoma. Ogni volta che una cellula si divide, questi telomeri si accorciano leggermente, un effetto dovuto al cosiddetto **problema della replicazione delle estremità**: le DNA polimerasi non riescono a replicare completamente le estremità dei cromosomi durante la copiatura.

Nel corso della vita, la costante divisione cellulare porta a un progressivo **accorciamento dei telomeri**.

Quando i telomeri raggiungono una lunghezza critica, la cellula interpreta questa condizione come un danno al DNA e avvia un programma di arresto cellulare. La cellula entra in una fase di riposo permanente (senescenza), si programma per la morte cellulare (apoptosi) o perde la capacità di replicarsi (esaurimento replicativo). Tutti e tre gli stati sono funzionalmente utili per prevenire lo sviluppo di tumori, ma portano anche a una graduale riduzione della capacità di rigenerazione di un tessuto.

Un enzima chiamato **telomerasi** può allungare nuovamente i telomeri. È particolarmente attivo nelle cellule staminali, nelle cellule germinali di e nelle cellule tumorali, ma non nella maggior parte delle cellule somatiche degli adulti. L'attività della telomerasi è quindi un potenziale bersaglio terapeutico nella ricerca anti-invecchiamento. Tuttavia, la sua attivazione artificiale è associata a rischi considerevoli, poiché consente anche una **divisione cellulare illimitata nei tumori**.

L'accorciamento dei telomeri è oggi considerato un **correlato biomolecolare dell'invecchiamento**, non come unica causa, ma come marcatore chiave dell'esaurimento cellulare. Clinicamente, è associato a una serie di patologie legate all'età, tra cui malattie cardiovascolari, malattie neurodegenerative e processi infiammatori cronici. Anche gli stress psicosociali, come lo stress cronico, la depressione o i traumi infantili, sono stati associati a un accorciamento accelerato dei telomeri: un'indicazione dello stretto legame tra psiche, ambiente e biologia cellulare.

2.3.2 Instabilità genomica ed errori di replicazione

Nel corso della vita, le cellule accumulano una serie di **danni al DNA** causati da influenze esterne (radiazioni UV, radiazioni ionizzanti, tossine ambientali) e da processi interni (specie reattive dell'ossigeno, idrolisi spontanea, errori di replicazione). Sebbene il corpo umano disponga di complessi **meccanismi di riparazione**, come la riparazione per escissione di basi, la ricombinazione omologa o la giunzione di estremità non omologhe, questi non sono né privi di errori né infinitamente efficienti.

Con l'avanzare dell'età, l'**efficacia di questi sistemi di riparazione diminuisce**, mentre allo stesso tempo aumenta il numero di danni che si verificano ogni giorno. Le rotture del doppio filamento di DNA, le mitosi difettose o l'instabilità cromosomica sono particolarmente problematiche, in quanto possono portare all'apoptosi o a trasformazioni oncogeniche. L'instabilità genomica è quindi un fattore di rischio chiave per il cancro, ma anche per un gran numero di malattie degenerative.

Un esempio classico delle conseguenze della riparazione difettosa del DNA è la cosiddetta **sindrome progeroide**, come lo xeroderma pigmentoso o la progeria di Hutchinson-Gilford. In queste rare malattie genetiche, la capacità di riparare il DNA è fortemente limitata, il che porta a un invecchiamento molto accelerato. Questi casi particolari patologici forniscono una visione del ruolo dell'integrità genomica nel normale invecchiamento.

Studi recenti dimostrano inoltre che l'invecchiamento porta alla **formazione di** un **mosaico** nel genoma: le diverse cellule di un organismo presentano sempre più spesso cambiamenti genetici diversi, che possono portare a una desincronizzazione funzionale dei tessuti. Anche le **mutazioni somatiche**, cioè i cambiamenti non ereditari nelle singole cellule del corpo, sembrano essere correlate ai processi di invecchiamento.

Tutti questi fenomeni rendono evidente che l'invecchiamento non è solo il risultato di un'usura passiva, ma è un **conflitto attivo tra l'accumulo di danni e la capacità di riparazione** - un gioco di equilibri biologici che con il tempo va sempre più a discapito della funzione cellulare.

2.3.3 Cellule senescenti: Una benedizione o una maledizione?

La **senescenza** cellulare è uno stato in cui le cellule si ritirano permanentemente dal ciclo cellulare senza morire. Smettono di dividersi ma rimangono metabolicamente attive e sviluppano uno specifico **fenotipo secretorio** noto come SASP (Senescence-Associated Secretory Phenotype). Questo comprende citochine pro-infiammatorie, fattori di crescita, proteasi e altre molecole che hanno effetti profondi sul tessuto circostante.

La senescenza è inizialmente un **meccanismo protettivo**: impedisce alle cellule danneggiate o pericolosamente alterate di continuare a moltiplicarsi - un contributo fondamentale alla prevenzione dei tumori. Svolge inoltre un ruolo fisiologico nello sviluppo embrionale e nella guarigione delle ferite. Tuttavia, la senescenza diventa problematica quando le cellule senescenti non vengono più rimosse efficacemente dal tessuto - ad esempio da un sistema immunitario che invecchia - e si accumulano cronicamente.

Queste cellule senescenti persistenti sono oggi riconosciute come **una delle principali cause dei processi infiammatori e degenerativi dell'invecchiamento**. Promuovono l'infiammazione cronica, compromettono la rigenerazione dei tessuti e aumentano il rischio di cancro, diabete, arteriosclerosi e malattie neurodegenerative.

È incoraggiante che l'eliminazione mirata delle cellule senescenti nei modelli animali - ad esempio utilizzando i **senolitici**, cioè farmaci che uccidono specificamente le cellule senescenti - abbia portato a un miglioramento della funzione degli organi, della rigenerazione dei tessuti e della durata della vita. Le prime sperimentazioni cliniche sull'uomo (ad esempio con dasatinib + quercetina) sono attualmente in corso, ma sono ancora in fase iniziale.

La ricerca sulla senescenza cellulare è quindi un ottimo esempio del cambiamento di paradigma nella ricerca sull'invecchiamento: l'invecchiamento non è più inteso come un processo passivo, ma come uno **stato** attivo e modulabile in cui sembrano possibili - almeno in teoria - interventi mirati su processi definiti.

2.4 Il sistema immunitario in età avanzata

2.4.1 Immunosenescenza e invecchiamento infiammatorio

Come quasi tutti i sistemi biologici, il sistema immunitario umano subisce un cambiamento funzionale legato all'età. Questo processo è noto come **immunosenescenza** e descrive il declino qualitativo e quantitativo delle prestazioni immunologiche con l'aumentare dell'età. Allo stesso tempo, si verifica un aumento cronico dell'attività di base del sistema immunitario, che si manifesta con un maggiore rilascio di sostanze messaggere pro-infiammatorie - una condizione che è diventata nota come **inflammaging**.

L'immunosenescenza colpisce sia il sistema immunitario **innato** che quello **adattativo**. Nella parte innata, si verifica una perdita di funzione dei macrofagi, dei granulociti neutrofili e delle cellule natural killer, ad esempio. La loro capacità di riconoscere gli agenti patogeni, di fagocitare e di attivare i segnali si riduce. Allo stesso tempo, il sistema immunitario innato invecchiato produce un maggior numero di citochine pro-infiammatorie come IL-6, TNF-α o CRP, che portano a uno stato infiammatorio latente, anche se non c'è un'infezione acuta.

Nel sistema immunitario adattativo, la funzione dei **linfociti T** in particolare è compromessa. Il numero di cellule T naive diminuisce in seguito alla contrazione del timo (involuzione timica), mentre si accumulano cellule di memoria contro antigeni precedenti. Il repertorio delle risposte immunitarie è quindi limitato. Lo stesso vale per le cellule B: La produzione di anticorpi diventa meno affidabile, l'affinità diminuisce e le risposte vaccinali sono più deboli.

Questi cambiamenti spiegano perché gli anziani sono più suscettibili alle malattie infettive come l'influenza, la COVID-19 o la polmonite batterica. Anche l'efficacia dei vaccini diminuisce con l'età. Inoltre, l'infiammazione sistemica cronica contribuisce a una serie di malattie associate all'età, tra cui l'**aterosclerosi, il morbo di Alzheimer, l'osteoporosi, il diabete di tipo 2 e il cancro.**

L'infiammazione è un concetto centrale nella gerontologia moderna, perché non descrive più l'invecchiamento come un processo puramente cellulare o genetico, ma come una **disregolazione sistemica dell'equilibrio immunitario.** I meccanismi sottostanti sono complessi e comprendono non solo la disfunzione delle cellule immunitarie, ma anche l'effetto delle cellule senescenti, le funzioni disturbate della barriera intestinale, i cambiamenti microbiomatici e la disregolazione metabolica.

2.4.2 Collegamento con le malattie legate all'età

L'invecchiamento del sistema immunitario è strettamente legato allo sviluppo di numerose malattie croniche che si manifestano tipicamente in età avanzata. Queste malattie non sono semplici coincidenze dell'invecchiamento, ma in molti casi sono **manifestazioni coerenti di una disregolazione immunologica**.

Un esempio chiave è l'**aterosclerosi**, in cui i processi infiammatori cronici nella parete vascolare portano alla formazione di placche instabili. Le cellule immunitarie come i monociti, i macrofagi e i linfociti T svolgono un ruolo attivo in questo processo. La disposizione infiammatoria cronica degli anziani accelera questo processo. Lo stesso vale per le **malattie neurodegenerative** come l'Alzheimer, in cui le microglia - le cellule immunitarie del sistema nervoso centrale -

inviano più segnali pro-infiammatori in età avanzata e possono quindi contribuire a danneggiare le reti neuronali.

Il cancro è anche strettamente legato all'immunosenescenza. Da un lato, la capacità del sistema immunitario di riconoscere ed eliminare le cellule maligne diminuisce con l'età (immunosorveglianza); dall'altro, l'ambiente infiammatorio può favorire lo sviluppo di microambienti tumorali. Meccanismi simili si riscontrano nel **diabete di tipo 2**, nella **sarcopenia** e nell'**osteoporosi**, tutte malattie la cui patogenesi è oggi considerata immunomediata.

Inoltre, studi epidemiologici dimostrano che livelli elevati di alcuni marcatori infiammatori (ad esempio IL-6, CRP, TNF-α) **sono correlati alla mortalità e alla multimorbilità**, anche indipendentemente dai classici fattori di rischio come il fumo o l'ipertensione. Il sistema immunitario diventa quindi un **punto di integrazione centrale della biologia dell'invecchiamento**, dove convergono processi molecolari, cellulari e sistemici.

2.4.3 Approcci terapeutici per il ringiovanimento immunitario

Dato il ruolo fondamentale del sistema immunitario nel processo di invecchiamento, l'idea di un **ringiovanimento immunitario** mirato è sempre più al centro della ricerca biomedica. L'obiettivo è quello di ripristinare le funzioni immunitarie, ridurre l'iperattività infiammatoria e allo stesso tempo migliorare la risposta immunitaria a minacce come agenti patogeni o cellule tumorali.

Diversi approcci potenziali sono attualmente in fase di sviluppo o di sperimentazione clinica:

- **Restrizione calorica (CR)**: Numerosi studi dimostrano che una moderata rinuncia al cibo abbassa i marcatori dell'infiammazione, rafforza la risposta immunitaria e prolunga la durata della vita negli animali. La CR sembra avere un effetto positivo su alcuni parametri immunitari anche nell'uomo, in particolare nelle persone in sovrappeso.

- **Terapie senolitiche**: L'eliminazione mirata delle cellule immunitarie senescenti può migliorare l'ambiente pro-infiammatorio. I primi studi sugli animali hanno dimostrato che ciò può portare a un ringiovanimento funzionale della risposta immunitaria.

- **Immunomodulatori**: sostanze come la **rapamicina** o i suoi derivati (ad esempio everolimus) interferiscono con le vie di segnalazione mTOR, associate alla crescita cellulare, all'autofagia e alla regolazione immunitaria. In studi condotti su volontari anziani, la rapamicina ha mostrato un miglioramento della risposta alla vaccinazione, indice di una riattivazione della funzione immunitaria.

- **Rigenerazione del timo**: poiché il timo si riduce con l'età e quindi limita la produzione di cellule T, si stanno studiando strategie per riattivare la funzione timica, ad esempio attraverso fattori di crescita, terapia ormonale o trapianti di cellule.

- **Terapia del microbioma**: il microbioma intestinale svolge un ruolo centrale nella maturazione e nella regolazione del sistema immunitario. Con l'invecchiamento, la composizione della flora intestinale cambia drasticamente. Probiotici, prebiotici e trapianti fecali sono in fase di sperimentazione come potenziali metodi per modulare il sistema immunitario.

- **Sviluppo di vaccini**: vaccini speciali, noti come **coadiuvanti dell'immunosenescenza**, sono destinati a stimolare in modo mirato il sistema immunitario che invecchia, aumentando così l'efficacia delle vaccinazioni.

Nel complesso, il ringiovanimento immunitario è ancora agli inizi. Tuttavia, il crescente numero di approcci di ricerca interdisciplinari e lo stretto legame tra i processi di invecchiamento immunologico e quasi tutte le malattie croniche fanno di questo campo una delle **aree di intervento più promettenti della moderna medicina geriatrica**.

2.5 Metabolismo e mitocondri

2.5.1 Il metabolismo energetico dell'invecchiamento

La produzione di energia è un prerequisito fondamentale per la funzione cellulare, il mantenimento dei tessuti e l'omeostasi sistemica. Il metabolismo umano è orientato a ottenere energia chimica dai nutrienti sotto forma di adenosina trifosfato (ATP), principalmente attraverso il **metabolismo energetico aerobico nei mitocondri**. Con l'avanzare dell'età si verificano cambiamenti caratteristici in questo sistema finemente equilibrato, che vengono definiti "invecchiamento metabolico".

Una caratteristica centrale è la **diminuzione dell'efficienza della produzione mitocondriale di ATP**. Ciò è legato, tra l'altro, a una ridotta attività della catena respiratoria, a cambiamenti strutturali della membrana mitocondriale e a danni ossidativi al DNA mitocondriale. Il risultato è un aumento del dispendio energetico per i processi cellulari di base, con un contemporaneo calo delle prestazioni.

Allo stesso tempo, cambia anche l'**utilizzo dei substrati**: mentre gli organismi giovani possono passare in modo flessibile dall'utilizzo dei grassi a quello del glucosio (flessibilità metabolica), il metabolismo che invecchia tende a fissarsi sempre più sul glucosio. Questo cambiamento porta non solo a una riduzione della combustione dei grassi, ma anche all'**insulinoresistenza**, all'iperinsulinemia e all'infiammazione cronica strisciante, tutti fattori di rischio per le malattie legate all'età, come il diabete di tipo 2, le alterazioni vascolari arteriosclerotiche e alcuni tipi di cancro.

Anche il **sensore** cellulare **dei nutrienti** mTOR (mammalian target of rapamycin) mostra un aumento dell'attività basale con l'età. mTOR regola la crescita e la divisione cellulare, ma è anche coinvolto nell'inibizione dell'autofagia, il processo con cui le cellule scompongono e riciclano i componenti danneggiati. L'iperattivazione di mTOR favorisce quindi i processi anabolici, ma allo stesso tempo impedisce la pulizia e il rinnovamento della cellula. Questa disregolazione è un obiettivo chiave delle moderne strategie anti-invecchiamento.

Le vie metaboliche dell'invecchiamento non solo generano meno energia, ma anche più "**rifiuti**" **cellulari**, che si accumulano sotto forma di goccioline lipidiche, aggregati proteici o organelli difettosi. La conseguenza a lungo termine è uno stato di **sovraccarico metabolico** che inibisce i processi di riparazione, aumenta lo stress ossidativo e compromette la funzione delle cellule - uno schema che si può osservare in tutti i tessuti.

2.5.2 Mitofagia e decadimento mitocondriale

I mitocondri non sono solo le "centrali elettriche della cellula", ma anche organelli dinamici che si riorganizzano attraverso la **fusione e la divisione (fissione)** a seconda del fabbisogno energetico. Sono anche soggetti a un costante **processo di controllo della qualità**: i mitocondri danneggiati o disfunzionali vengono riconosciuti, marcati e degradati in modo specifico attraverso il meccanismo della **mitofagia**.

Nella vecchiaia, questi processi sono interrotti a diversi livelli. **L'equilibrio tra la formazione di nuovi mitocondri (biogenesi)** e la loro degradazione si sbilancia; i mitocondri danneggiati si accumulano, producono quantità eccessive di specie reattive dell'ossigeno (ROS) e portano a uno stato di stress ossidativo cronico. Questi ROS danneggiano non solo le proteine e i lipidi, ma anche il DNA mitocondriale e nucleare, dando luogo a un circolo vizioso di perdita di funzionalità e stress cellulare.

Un altro problema è l'**accumulo di DNA mitocondriale mutato (mtDNA)**. Poiché i mitocondri hanno un proprio DNA e si replicano indipendentemente dal nucleo della cellula, sono particolarmente suscettibili alle mutazioni, soprattutto perché mancano di meccanismi protettivi come gli istoni e i loro meccanismi di riparazione sono limitati. Con l'avanzare dell'età, il numero di queste mutazioni aumenta, portando a mitocondri funzionalmente deficitari.

La disfunzione della mitofagia è particolarmente grave nei tessuti con un elevato fabbisogno energetico, come le cellule muscolari cardiache, il muscolo scheletrico, il fegato e il tessuto nervoso. In questi tessuti, il deterioramento mitocondriale si manifesta clinicamente come debolezza muscolare, deterioramento cognitivo, disfunzione epatica o insufficienza cardiaca: classici disturbi legati all'età la cui radice cellulare risiede nei mitocondri.

Dal punto di vista terapeutico, si sta lavorando intensamente sulle strategie per **riattivare la mitofagia**, utilizzando principi attivi come l'urolitina A, gli attivatori dell'AMPK o i corpi chetonici. Anche l'esercizio fisico e il digiuno sono forti stimoli endogeni per la mitofagia, il che sottolinea la loro importanza nelle strategie preventive anti-invecchiamento.

2.5.3 L'influenza del digiuno, della restrizione calorica e delle sirtuine

Il miglior intervento scientificamente provato per prolungare la vita e la durata della salute in numerosi organismi modello è la **restrizione calorica (CR)**, definita come una riduzione dell'apporto energetico di circa il 20-40% senza malnutrizione. La CR porta a una riduzione dello stress metabolico, migliora la sensibilità all'insulina, abbassa i marcatori infiammatori e promuove l'autofagia. Negli esperimenti sugli animali, la CR ha prolungato in modo significativo la durata della vita di vermi, topi e scimmie, anche se gli effetti sull'uomo non sono ancora stati chiariti in modo definitivo.

Un principio correlato è il **digiuno intermittente (IF)**, in cui si limita la finestra temporale di assunzione di cibo piuttosto che la quantità totale. L'IF promuove la flessibilità metabolica, attiva l'autofagia e abbassa i livelli di insulina. Anche l'IF sembra funzionare attraverso vie di segnalazione molecolare simili a quelle della CR, ma è più facile da integrare socialmente.

Una via di segnalazione particolarmente interessante influenzata dal digiuno e dalla restrizione calorica coinvolge **le sirtuine**, una famiglia di deacetilasi NAD^+-dipendenti che svolgono ruoli centrali nella riparazione del DNA, nell'espressione genica, nel controllo metabolico e nella resistenza allo stress. In particolare, **le sirtuine SIRT1, SIRT3 e SIRT6** sono sospettate di rallentare l'invecchiamento aumentando l'efficienza mitocondriale, smorzando le vie di segnalazione infiammatorie e promuovendo i processi di riparazione cellulare.

Diverse sostanze - tra cui il **resveratrolo**, il **nicotinamide riboside (NR)** e il **nicotinamide mononucleotide (NMN)** - sono state identificate come attivatori della sirtuina e sono già commercializzate come integratori alimentari. Sebbene vi siano indicazioni di effetti positivi nei modelli animali, l'evidenza clinica nell'uomo è finora limitata e incoerente. Una sfida fondamentale è rappresentata da per migliorare **la biodisponibilità e il target** di queste sostanze.

Nonostante tutte le domande senza risposta, in questo settore è evidente un motivo centrale della moderna ricerca sull'invecchiamento: **non il blocco di singole vie di invecchiamento, ma la riattivazione di programmi di rigenerazione naturale** - attraverso l'alimentazione, l'esercizio fisico, i modulatori molecolari e l'equilibrio sistemico.

3. i progressi della medicina geriatrica

3.1 Senolitica: il nuovo faro della speranza?

3.1.1 Cosa sono le cellule senescenti?

Nel corso della vita, nel corpo umano si accumulano le cosiddette **cellule senescenti**, cellule che si sono irreversibilmente ritirate dal ciclo cellulare senza morire. Rappresentano una sorta di "cadavere vivente": metabolicamente attive ma funzionalmente limitate, incapaci di dividersi e spesso con un effetto dannoso sull'ambiente circostante. In origine, questo stato è un **meccanismo protettivo** - ad esempio contro la divisione cellulare incontrollata a seguito di un danno al DNA - ma con la persistenza cronica diventa esso stesso un problema.

Le cellule senescenti sono causate, tra l'altro, da:

- Accorciamento dei telomeri (senescenza replicativa)
- danno ossidativo
- Infiammazione cronica
- segnali oncogeni

- Chemioterapia o radioterapia

Il marcatore caratteristico delle cellule senescenti è l'attività della **β-galattosidasi** a pH 6,0, integrata da profili di espressione genica alterati (ad esempio, aumento dell'espressione di p16^INK4a e p21^CIP1/WAF1) e da cambiamenti morfologici. Spesso assumono una forma piatta e di grande volume e mostrano una marcata attività secretoria - il cosiddetto **SASP (Senescence-Associated Secretory Phenotype)**.

La SASP comprende citochine proinfiammatorie (IL-6, IL-1β, TNF-α), enzimi di degradazione della matrice (MMPs), fattori di crescita (VEGF) e fattori protrombotici. Questo profilo di secrezione può perturbare significativamente il microambiente, mettere sotto stress le cellule vicine, cronicizzare le reazioni immunologiche e innescare cambiamenti degenerativi del tessuto.

Negli organismi giovani, le cellule senescenti vengono solitamente eliminate dal sistema immunitario. In età avanzata, tuttavia, questa **eliminazione immunitaria** viene meno, portando a un **accumulo di cellule senescenti**, soprattutto nel tessuto adiposo, nella pelle, nelle articolazioni, nei polmoni, nei reni e nel sistema cardiovascolare.

Questo accumulo è al centro dell'interesse di nuovi approcci terapeutici, in particolare delle cosiddette **terapie senolitiche**.

3.1.2 Meccanismi e principi attivi

I senolitici sono agenti farmaceutici o combinazioni di agenti che **uccidono** specificamente **le cellule senescenti**, mentre le cellule normali e sane vengono ampiamente risparmiate. Agiscono sfruttando i **punti deboli specifici della cellula**, come l'eccessiva attivazione delle vie di segnalazione pro-sopravvivenza (ad esempio BCL-2, PI3K/AKT, p53/p21).

Rispetto alla distruzione cellulare convenzionale da parte dei citostatici, i senolitici sono caratterizzati da **un'elevata selettività**. I senolitici più studiati sono

- **Dasatinib**: un inibitore della tirosin-chinasi, originariamente approvato per la terapia della leucemia, agisce selettivamente contro le cellule senescenti dei preadipociti e le cellule endoteliali.

- **Quercetina**: flavonoide vegetale con proprietà antiossidanti e senolitiche; ha un effetto particolare sulle cellule staminali endogene senescenti.

- **Navitoclax (ABT-263)**: inibitore di BCL-2, originariamente sviluppato per la terapia del cancro; mostra forti effetti senolitici negli studi preclinici, ma anche un'elevata tossicità.

- **Fisetina**: flavonoide a doppia azione - antiossidante e senolitica; mostra risultati promettenti nella riduzione della SASP e dello stress ossidativo.

- **FOXO4-DRI**: un agente a base di peptidi che interferisce con l'interazione tra FOXO4 e p53, che induce la morte cellulare programmata nelle cellule senescenti.

Molte di queste sostanze mostrano **effetti impressionanti** nei **modelli animali**: Miglioramento della funzionalità degli organi, riduzione dell'infiammazione cronica, miglioramento delle prestazioni fisiche e, in alcuni casi, prolungamento della durata della vita. È particolarmente degno di nota il fatto che la **somministrazione intermittente**, ad esempio una volta alla settimana, è spesso sufficiente per ottenere effetti significativi.

Oltre ai senolitici monoterapeutici, si stanno studiando anche **sostanze senomorfiche** - sostanze attive che non uccidono ma sopprimono la SASP o prevengono la senescenza (ad esempio metformina, rapamicina, glucocorticoidi). Potrebbero essere utili quando la rimozione completa delle cellule senescenti sarebbe problematica, ad esempio nella guarigione delle ferite o nei processi rigenerativi.

3.1.3 Situazione dello studio clinico e rischi

Nonostante i risultati promettenti nei modelli animali, i **dati clinici sull'uomo** sono ancora limitati. Gli studi iniziali di Fase I e Fase II indicano **una buona tollerabilità** ed **effetti funzionali positivi**. Ad esempio, la combinazione dasatinib + quercetina è stata testata in pazienti affetti da fibrosi polmonare idiopatica (IPF) - con segni di miglioramento della mobilità e della funzione polmonare.

Ulteriori applicazioni cliniche sono attualmente in fase di sperimentazione per le seguenti indicazioni:

- Osteoartrite legata all'età

- Malattia renale cronica
- Malattia di Alzheimer
- Aterosclerosi
- Sarcopenia e sindrome della fragilità

La sfida non è solo quella di dimostrare l'efficacia, ma anche di **identificare biomarcatori adatti** a misurare in modo affidabile la senescenza nell'uomo. Ad oggi, non esistono strumenti diagnostici standardizzati che consentano una quantificazione precisa delle cellule senescenti nei tessuti. Inoltre, la senescenza varia a seconda del tipo di cellula e del quadro clinico.

Un ulteriore problema risiede nella **potenziale eterogeneità della reazione**: le cellule senescenti possono anche **svolgere funzioni rigenerative e protettive** in alcuni contesti, ad esempio nel rinnovamento dei tessuti dopo una lesione o nello sviluppo embrionale. La loro eliminazione a tappeto potrebbe quindi causare **effetti collaterali indesiderati**, soprattutto in tessuti con un elevato tasso di ricambio cellulare o stress cronico.

Alcune delle sostanze utilizzate, come il navitoclax, mostrano anche una **tossicità indesiderata**, come la trombocitopenia o la tossicità epatica. Per questo motivo, lo sviluppo di si sta concentrando sempre più **su composti più specifici e meglio tollerati.** Anche le **modalità di somministrazione** (orale o endovenosa, continua o pulsante) sono oggetto di ricerca.

La questione etica centrale è: **quando e per chi l'eliminazione delle cellule senescenti è giustificata dal punto di vista medico e quando sconfina in un prolungamento speculativo della vita?** La risposta a questa domanda dipende non solo dalle prove scientifiche, ma anche dal dibattito sociale e dalla lungimiranza normativa.

3.2 Riprogrammazione biologica

3.2.1 Fattori di Yamanaka e identità cellulare

La scoperta dei cosiddetti **fattori di Yamanaka** ha segnato una pietra miliare nella ricerca in biologia molecolare e ha aperto prospettive completamente nuove sull'invecchiamento, la rigenerazione e il potenziale ringiovanimento delle cellule. Nel 2006, il ricercatore giapponese Shinya Yamanaka è riuscito a dimostrare che quattro fattori di trascrizione - **Oct4, Sox2, Klf4 e**

c- Myc - sono sufficienti per riportare le cellule mature e specializzate del corpo (ad esempio le cellule della pelle) a uno **stato pluripotente**. Queste cosiddette **cellule staminali pluripotenti indotte (cellule iPS)** sono in grado di differenziarsi in quasi tutti i tipi di cellule del corpo e quindi hanno il potenziale per rigenerare completamente i tessuti danneggiati.

Ciò che rende questa scoperta particolarmente rilevante per la ricerca sull'invecchiamento non è solo la possibilità di trasformazione cellulare, ma soprattutto la **riprogrammazione della firma epigenetica**: durante la generazione di iPS, il profilo epigenetico di una cellula viene virtualmente "resettato" - perde i segni legati all'età e adotta un modello di metilazione giovanile. Questa riprogrammazione influisce anche sulla struttura dei telomeri, sulla funzione mitocondriale, sulle proprietà metaboliche e sui meccanismi di riparazione.

I fattori di Yamanaka agiscono come un pulsante di reset molecolare che riduce l'**età biologica** della cellula - un'osservazione che è stata ripetutamente confermata in sistemi sperimentali. In teoria, questo meccanismo potrebbe essere utilizzato per **ringiovanire organi o addirittura interi organismi**. Tuttavia, la riprogrammazione completa comporta rischi considerevoli, in particolare il pericolo di **sviluppo di tumori**, poiché la de-differenziazione porta a stati cellulari instabili che possono essere inclini alla trasformazione maligna.

Pertanto, la ricerca attuale non si concentra sulla riprogrammazione completa, ma sulla cosiddetta **riprogrammazione parziale**, ossia l'attivazione controllata e temporanea dei fattori di Yamanaka, che consente di invertire alcune caratteristiche di invecchiamento senza cancellare l'identità cellulare.

3.2.2 Riprogrammazione parziale: teoria e pratica

Il concetto di **riprogrammazione parziale o transitoria** si basa sull'ipotesi che sia possibile **invertire** alcuni processi di invecchiamento senza che la cellula perda la sua identità funzionale. L'obiettivo è trovare il "punto di forza" in cui le proprietà epigenetiche e metaboliche vengono ringiovanite mantenendo la differenziazione e il contesto tissutale.

In uno studio molto apprezzato (Ocampo et al., 2016), è stato dimostrato che l'espressione ciclica dei fattori di Yamanaka in topi geneticamente modificati con la

sindrome di Progeria ha portato a un aumento significativo della durata della vita, con un contemporaneo miglioramento della funzione degli organi, una riduzione della fibrosi e un aumento della capacità rigenerativa. Risultati simili sono stati ottenuti in studi successivi per il **nervo ottico**, il **fegato** e il **tessuto muscolare**.

Il meccanismo sottostante è presumibilmente una **riorganizzazione epigenetica**, accompagnata da riattivazione mitocondriale, aumento della riparazione del DNA, attivazione delle sirtuine e ripristino dell'omeostasi cellulare. Questi processi ricordano il ringiovanimento cellulare naturale che si verifica nei primi embrioni o durante la guarigione delle ferite, anche se controllato da programmi molecolari esterni.

Un problema tecnico centrale è rappresentato dall'**espressione dosata, specifica per ogni tessuto e temporanea** dei fattori di riprogrammazione. Attualmente, ciò avviene solitamente con **metodi di terapia genica** (ad esempio, vettori virali), che sono associati a notevoli ostacoli normativi e di sicurezza in un contesto clinico. Una prospettiva a lungo termine è lo sviluppo sul sito di **piccole molecole o modulatori a**

base di RNA in grado di innescare gli stessi effetti in modo più sicuro.

La riprogrammazione parziale apre quindi un **nuovo paradigma nella medicina geriatrica**: non combattere singoli sintomi, ma invertire interi programmi cellulari - una forma molecolare di ringiovanimento. Tuttavia, per quanto affascinante sia questa prospettiva, occorre anche precisare che la strada per l'applicazione clinica è ancora lunga: La strada per l'applicazione clinica è ancora lunga e i rischi sono notevoli.

3.2.3 Opportunità e sfide etiche

La riprogrammazione biologica ha senza dubbio il potenziale per cambiare radicalmente la medicina, in particolare nel campo delle terapie rigenerative, della riparazione degli organi, del trattamento delle malattie croniche e forse anche della prevenzione della degenerazione legata all'età. Le sue **opportunità** includono:

- **Ringiovanimento degli organi senza trapianto**
- **Riattivazione delle cellule staminali senescenti**

- Trattamento delle malattie neurodegenerative (ad es. Alzheimer, Parkinson)
- Rigenerazione del tessuto cardiaco dopo l'infarto
- Riduzione della pressione epigenetica dell'invecchiamento

Allo stesso tempo, **si pongono** una serie di **questioni etiche, sociali e di sicurezza** che vanno al di là dell'ambito puramente biomedico:

1. **Rischio di formazione di tumori**: Come possiamo garantire che la riprogrammazione non porti alla degenerazione del tumore? Come controllare il dosaggio e la durata dell'intervento molecolare?

2. **Accesso e distribuzione**: il ringiovanimento biologico sta diventando un prodotto di lusso per i ricchi o un bene pubblico? Chi definisce la "necessità medica"?

3. **Intervento nell'arco della vita**: quando l'invecchiamento diventa reversibile, come cambia il nostro concetto di fasi della vita, giustizia intergenerazionale e normalità biologica?

4. **Regolamentazione e responsabilità**: chi è responsabile degli interventi sperimentali ? Quali linee guida etiche sono necessarie per una tecnologia che può modificare l'invecchiamento?

5. **Questioni di identità**: cosa significa per l'identità personale quando il corpo diventa biologicamente "più giovane" ma la storia di vita rimane più vecchia?

Queste domande lo dimostrano: La riprogrammazione biologica non è solo una procedura tecnica: è un **progetto bioetico** che rinegozia il nostro concetto di vita umana, invecchiamento e progresso.

3.3   Terapie con cellule staminali nel contesto dell'invecchiamento

3.3.1   Diversi tipi di cellule staminali

Le cellule staminali sono cellule non specializzate con due caratteristiche centrali: la capacità di **auto-rinnovarsi** (possono dividersi indefinitamente) e di **differenziarsi** in diversi tipi di cellule. Sono considerate la base della rigenerazione cellulare e sono essenziali per il rinnovamento dei tessuti, la guarigione delle ferite e il mantenimento delle funzioni fisiologiche.

Esistono diversi tipi principali:

1. **Cellule staminali embrionali (ESC)**
Si originano dalla massa cellulare interna della blastocisti (circa 5 giorni dopo la fecondazione) e sono **pluripotenti**, cioè possono svilupparsi in quasi tutti i tipi di cellule del corpo. Il loro uso è associato a dibattiti etici e legali.

2. **Cellule staminali adulte (somatiche)**
Si trovano in tessuti specifici - ad esempio nel midollo osseo, nell'epitelio intestinale, nella pelle o nel cervello - e sono **multipotenti** o **unipotenti**, cioè limitate a determinate linee cellulari. Sono utilizzate per il rinnovamento e la riparazione dei tessuti fisiologici.

3. **Cellule staminali pluripotenti indotte (iPSC)**
Vengono create riprogrammando le cellule somatiche (ad esempio le cellule della pelle) con i fattori di Yamanaka e sono funzionalmente paragonabili alle CSE, ma senza utilizzare gli embrioni . Consentono terapie specifiche per il

paziente e sono considerate meno problematiche dal punto di vista etico.

4. **Cellule staminali mesenchimali (MSC)**
Queste cellule staminali adulte possono differenziarsi in tessuto connettivo, osso, cartilagine e cellule adipose. Hanno anche proprietà immunomodulanti e antinfiammatorie, il che le rende particolarmente interessanti per le terapie rigenerative e antinfiammatorie.

Nel contesto dell'invecchiamento, l'attenzione si concentra principalmente **sulle cellule staminali adulte** e sulle **MSC**, in quanto responsabili della continua riparazione e del mantenimento della funzione dei tessuti, processi che hanno dimostrato di diminuire con l'età.

3.3.2 Medicina rigenerativa in età avanzata

Con l'avanzare dell'età, diminuiscono sia il **numero che la funzionalità** delle cellule staminali, un fenomeno che la ricerca definisce "**deplezione delle cellule staminali**" e che è considerato un segno distintivo dell'invecchiamento biologico (vedi segni distintivi dell'invecchiamento). Le ragioni sono molteplici:

- Accumulo di danni al DNA

- Invecchiamento epigenetico
- microambienti infiammatori (ad esempio a causa della SASP)
- disregolazione metabolica
- difetti mitocondriali

Il risultato è una **capacità** limitata **dei** tessuti **di rigenerarsi**: Le ossa guariscono più lentamente, i muscoli si atrofizzano, il sistema immunitario reagisce più lentamente e l'omeostasi dell'organismo inizia a vacillare. Questi processi degenerativi si manifestano clinicamente nelle tipiche malattie legate all'età, come l'osteoporosi, la sarcopenia, la debolezza cronica nella guarigione delle ferite o le malattie neurodegenerative.

Le terapie a base di cellule staminali cercano di risolvere questo problema in modo specifico, sia attraverso l'**apporto esogeno** (ad esempio l'iniezione di MSC coltivate), sia attraverso la **stimolazione delle nicchie endogene di cellule staminali** o la **terapia genica** per ringiovanire la funzione delle cellule staminali. L'obiettivo è **ripristinare la funzione** attraverso il rinnovamento cellulare, l'inibizione dell'infiammazione e il miglioramento del microambiente tissutale.

Approcci promettenti sono attualmente in fase di sperimentazione clinica o preclinica per le seguenti indicazioni:

- **Malattie degenerative delle articolazioni** (ad esempio, osteoartrite del ginocchio): Le MSC provenienti dal tessuto adiposo o dal midollo osseo vengono iniettate nell'articolazione interessata e in alcuni casi hanno effetti antidolorifici e protettivi per la cartilagine.

- **Cardiomiopatie**: le cellule staminali autologhe o allogeniche vengono iniettate nel muscolo cardiaco danneggiato per migliorare le prestazioni di pompaggio.

- **Malattia di Parkinson**: gli esperimenti con cellule progenitrici dopaminergiche derivate da iPSC hanno mostrato alcuni impressionanti miglioramenti funzionali in modelli animali.

- **Degenerazione maculare legata all'età**: i trapianti sottoretinici di cellule epiteliali pigmentate retiniche generate da iPSC sono attualmente in fase di sperimentazione clinica.

La sfida maggiore risiede nella **standardizzazione, nella sicurezza e nell'efficacia a lungo termine di** tali terapie. Anche l'integrazione delle cellule trapiantate nel tessuto esistente e il rischio di formazione di tumori o di reazioni immunitarie non sono ancora stati risolti in modo definitivo.

3.3.3 Rischi, limiti e sviluppi attuali

Per quanto promettenti, le terapie a base di cellule staminali **non sono una cura miracolosa**, ma uno strumento terapeutico complesso che comporta notevoli sfide:

- **Tumorigenesi**: le cellule pluripotenti (ESC, iPSC) in particolare possono dividersi in modo incontrollato e formare teratomi. Il controllo completo del differenziamento e del comportamento cellulare è attualmente possibile solo in misura limitata.

- **Reazioni immunitarie**: Le cellule staminali allogeniche (estranee) possono essere rigettate dal sistema immunitario. Anche se le MSC hanno un effetto immunomodulatore, non è garantito un completo privilegio immunitario.

- **Eterogeneità dei preparati cellulari**: esistono grandi differenze tra le diverse linee cellulari, i donatori e le condizioni di coltivazione, che rendono difficile la riproducibilità dei risultati.

- **Effetti a lungo termine poco chiari**: Molti studi registrano solo effetti terapeutici a breve termine. La sicurezza a lungo termine, ad esempio per quanto riguarda la trasformazione maligna, rimane poco chiara.

- **Mancanza di standard normativi**: Mentre gli studi seri vengono condotti in condizioni rigorose, ci sono numerosi fornitori commerciali che offrono terapie a base di cellule staminali senza una base scientifica e al di fuori degli studi clinici, spesso utilizzando metodi dubbi e comportando un grande rischio per i pazienti.

Tuttavia, ci sono anche sviluppi promettenti:

- I progressi **della tecnologia organ-on-a-chip** consentono di testare in modo specifico le cellule staminali prima del loro utilizzo clinico.

- La combinazione con **metodi di editing genico** (ad esempio CRISPR/Cas9) apre la possibilità di correggere le cellule staminali geneticamente difettose prima che vengano restituite al paziente.

- **Il biobanking** di cellule staminali autologhe in giovane età sta diventando sempre più importante per poter accedere in seguito a cellule proprie "giovani".

Nel complesso, è chiaro che **la terapia con cellule staminali in età avanzata** non è un approccio standardizzato, ma un campo in crescita dinamica tra rigenerazione realistica e aspettative esagerate. Per i suoi benefici medici sarà fondamentale separare chiaramente le applicazioni basate sull'evidenza dalle offerte speculative e promuovere **studi a lungo termine** con una rigorosa metodologia scientifica.

3.4 Editing del genoma e anti-invecchiamento

3.4.1 CRISPR e altri strumenti

Lo sviluppo di strumenti precisi per la **modifica mirata del materiale genetico** rappresenta una delle maggiori scoperte della moderna biologia molecolare. Il metodo **CRISPR/Cas9**, che dal 2012 sta rivoluzionando la ricerca, è particolarmente degno di nota.

Questa tecnologia consente di **tagliare, modificare o sostituire** sequenze di DNA **in modo mirato**, con una precisione, un'efficienza e un'accessibilità mai viste prima.

CRISPR si basa su un meccanismo di difesa naturale dei batteri contro i virus. Un **filamento guida di RNA** funge da funzione di ricerca e si lega al DNA bersaglio, mentre l'enzima **Cas9** taglia il DNA proprio in questo punto. La cellula tenta di riparare il taglio, che può essere utilizzato per una **mutazione** mirata **(knockout)** o per l'**inserimento di nuove sequenze (knock-in)**. Attualmente esistono numerose modifiche:

- **Editing delle basi**: consente lo scambio di singole coppie di basi senza rotture del doppio filamento.

- **Prime Editing**: esegue correzioni genetiche precise, quasi come un "programma di elaborazione genetica dei testi".

- **Editing dell'epigenoma**: non modifica la sequenza del DNA in sé, ma influenza l'attività dei geni attraverso la modifica mirata di marcatori epigenetici.

Nel contesto dell'invecchiamento, sorge la domanda: possiamo usare l'editing del genoma per **correggere i geni o le mutazioni legate all'età**, rallentare i processi di invecchiamento o addirittura invertirli?

L'attenzione è rivolta a numerose strutture target:

- **Geni della telomerasi** (TERT, TERC): per allungare i telomeri.

- **Geni della sirtuina**: per migliorare la riparazione cellulare e la regolazione metabolica

- **FOXO3A, IGF1R, mTOR**: geni con una correlazione nota con la durata della vita.

- **Geni della progeria** (ad es. LMNA): per il trattamento della prematurità patologica

Nei modelli preclinici, ad esempio nei topi affetti da progeria o da malattie mitocondriali, sono stati ottenuti miglioramenti significativi della salute e della durata della vita grazie all'editing genico. Tuttavia, la trasferibilità all'uomo è associata a numerosi ostacoli biologici, tecnici ed etici.

3.4.2 Potenziale di riparazione delle mutazioni legate all'età

Le **mutazioni somatiche** - cioè i cambiamenti genetici che si verificano nelle singole cellule del corpo nel corso della vita - si accumulano con l'età. Queste mutazioni possono portare a un'**alterazione funzionale** dei tessuti, contribuire allo **sviluppo di tumori** o ridurre l'**efficienza dei meccanismi di riparazione cellulare**.

La riparazione mirata di tali mutazioni è un obiettivo centrale dell'editing del genoma nel contesto dell'anti-invecchiamento. Esistono due strategie possibili:

1. **Approccio alla medicina di precisione**: le mutazioni specifiche del paziente vengono identificate tramite la diagnostica genetica (ad esempio il sequenziamento dell'intero genoma) e corrette in modo mirato, inizialmente in vitro e, a lungo termine, forse anche in vivo.

2. **Intervento sistemico**: modificando in modo specifico i geni che svolgono un ruolo centrale nel processo di invecchiamento (ad esempio mTOR, SIRT6, p16), si cerca di modulare i meccanismi generali di invecchiamento.

Numerosi interventi di questo tipo sono già stati dimostrati con successo in modelli animali. Nei topi con una mutazione della progeria, ad esempio, l'editing CRISPR del **gene LMNA** ha portato a un prolungamento della durata della vita e a un ringiovanimento funzionale. Anche l'editing dei geni mitocondriali - a lungo considerato tecnicamente difficile - è possibile per la prima volta grazie a strumenti più recenti, come i **DddA-derived cytosine base editors (DdCBEs)**.

Tuttavia, l'applicazione nell'uomo è associata a sfide di vasta portata:

- **Precisione**: gli effetti fuori bersaglio (cioè le modifiche non volute in altre parti del genoma) possono avere gravi conseguenze.

- **Efficienza e penetrazione cellulare**: non tutti i tipi di cellule possono essere modificati allo stesso modo, soprattutto nei tessuti.

- Sono state osservate **reazioni immunitarie** contro gli enzimi utilizzati (in particolare Cas9).

- **Problema di distribuzione**: come raggiungere in modo efficiente miliardi di cellule in un organismo complesso?

Attualmente, l'applicazione è per lo più limitata a **procedure ex vivo** - ad esempio con le cellule staminali del sangue - con reinfusione dopo un trattamento riuscito. L'applicazione sistemica per la terapia anti-invecchiamento è ancora ipotetica, ma oggetto di intense ricerche.

3.4.3 Esempi di applicazione

L'idea di rallentare o addirittura fermare l'invecchiamento attraverso l'editing del genoma è affascinante, ma anche molto controversa. Alcuni potenziali campi di applicazione sono già in discussione:

- **Trattamento di malattie monogeniche legate all'età** come la progeria di Hutchinson-Gilford

- **Ritardo delle malattie neurodegenerative** attraverso la modifica di APOE4, TREM2, PRKN

- **Prolungamento della durata della salute** attraverso la riduzione di mTOR, l'attivazione di SIRT6 o la stabilizzazione di FOXO3A.

- **Ottimizzazione del metabolismo cellulare** attraverso l'intervento sui geni mitocondriali

- **Protocolli di ringiovanimento personalizzati** basati su dati genomici

Tuttavia, ognuno di questi approcci solleva anche profonde **questioni etiche, legali e sociali:**

1. **Confine tra terapia e potenziamento**: quando l'editing del genoma serve a trattare la malattia e quando diventa una misura di ottimizzazione? L'invecchiamento è una malattia?

2. **Responsabilità intergenerazionale:** nel caso degli interventi sulla linea germinale, le modifiche genetiche verrebbero trasmesse alle generazioni successive, con conseguenze sconosciute. Questi interventi sono attualmente (e giustamente) ampiamente vietati a livello internazionale.

3. **Disuguaglianza e accesso**: chi può permettersi l'editing del genoma? La longevità sta diventando una questione sociale?

4. **Rischi in assenza di monitoraggio a lungo termine**: molti cambiamenti mostrano le loro conseguenze solo dopo anni o decenni. Come gestire questa incertezza?

5. **Immagine umana di sé**: quando cambiamo i nostri geni, cambiamo anche la nostra idea di natura, destino e invecchiamento. Cosa significa quando la vita umana diventa tecnologicamente "negoziabile"?

Nonostante queste domande senza risposta, è chiaro che l'editing del genoma **avrà un impatto crescente sulla medicina geriatrica nei** prossimi decenni, sia a livello terapeutico che preventivo. Il passaggio dalla ricerca all'applicazione clinica diffusa non dipende tanto dal progresso tecnico quanto dalla **riflessione etica, dalla responsabilità sociale e dalla regolamentazione politica.**

3.5 Prevenzione, diagnostica e biomarcatori

3.5.1 Individuazione precoce dei processi di invecchiamento

Per decenni, la pratica medica ha percepito l'invecchiamento principalmente come un **processo di fondo inevitabile**, come una fase cronologicamente progressiva che diventa terapeuticamente rilevante solo quando si verificano malattie specifiche come l'infarto, l'osteoporosi o la demenza. Questa concezione sta ora cambiando: l'invecchiamento viene sempre più riconosciuto come una **condizione di rischio preclinico** e quindi potenzialmente **diagnosticabile e curabile**.

L'obiettivo della moderna medicina geriatrica è quello di **riconoscere i processi legati all'età in una fase precoce**, anche prima che si manifestino malattie clinicamente manifeste. Ciò richiede nuovi strumenti che vadano oltre i tradizionali parametri di laboratorio (ad esempio, colesterolo, glicemia). L'attenzione si concentra su **indicatori multidimensionali dell'invecchiamento** che siano il più possibile oggettivi, riproducibili e individualmente significativi.

includono aree di diagnosi precoce:

- **Caratteristiche dell'invecchiamento cellulare**: Cellule senescenti, lunghezza dei telomeri, danno al DNA

- **Invecchiamento epigenetico**: modelli di metilazione come marcatori dell'età biologica

- **Firme metaboliche**: cambiamenti nel metabolismo del glucosio, dei lipidi e degli aminoacidi.

- **Profili del microbioma:** Diminuzione della diversità, specie pro-infiammatorie

- **Marcatori di infiammazione:** IL-6, TNF-α, CRP - indicatori di infiammazione cronica.

- **Test cognitivi e imaging neuronale:** diagnosi precoce dei processi neurodegenerativi

- **Test funzionali:** analisi del cammino, forza muscolare, test di reazione come correlati funzionali della riserva biologica.

I dati longitudinali, cioè le misurazioni regolari nel tempo che registrano non solo lo stato attuale ma anche la velocità dell'invecchiamento, sono particolarmente importanti. L'integrazione di questi dati nelle decisioni mediche preventive segna un cambiamento paradigmatico: dal trattamento alla **prevenzione dello scompenso biologico**.

3.5.2 Orologi epigenetici e altri biomarcatori

Lo sviluppo dei cosiddetti **orologi epigenetici** rappresenta un particolare progresso. Questi si basano sull'analisi di alcuni modelli di metilazione nel genoma, che possono essere correlati all'età biologica di una cellula o di un organismo. I modelli più noti sono

- **Horvath Clock** (2013): utilizza circa 353 siti CpG per la determinazione dell'età; applicabile a molti tipi di tessuto.

- **Orologio di Hannum**: specializzato in campioni di sangue; anch'esso ben validato.

- **PhenoAge**: combina i dati di metilazione con parametri clinici (ad esempio, conta dei leucociti, albumina) per mappare l'invecchiamento rilevante per la malattia.

- **GrimAge**: include biomarcatori proteici e l'esposizione al fumo, con un potere predittivo particolarmente buono per la mortalità.

- **DunedinPACE**: misura la velocità dell'invecchiamento - non solo la condizione - ed è quindi particolarmente rilevante per gli interventi.

Questi orologi offrono numerose possibilità di applicazione:

- **Valutazione del rischio individuale**: qual è l'età biologica del mio corpo rispetto all'età solare?

- **Monitoraggio della terapia**: in che modo un intervento - come l'esercizio fisico, la dieta, i farmaci - influisce sul mio tasso di invecchiamento?

- **Confronto tra popolazioni**: quali stili di vita, influenze ambientali o fattori genetici influenzano l'invecchiamento biologico?

Oltre agli orologi epigenetici, sono in discussione numerosi altri biomarcatori:

- **Lunghezza dei telomeri**: indicatore meno stabile, ma tradizionalmente utilizzato.

- **Profili del proteoma e del metaboloma**: consentono di ottenere informazioni dettagliate sullo stato metabolico.

- **Fattori associati alla senescenza**: ad esempio p16^INK4a, SA-β-Gal, componenti SASP.

- **Indice del microbioma**: diversità e dominanza correlate all'età e all'infiammazione.

Gli approcci combinati, ad esempio nei cosiddetti **pannelli multiomici**, offrono il massimo potenziale: integrano dati genomici, epigenomici, metabolici, infiammatori e funzionali in un profilo olistico dell'età. Questi metodi sono tecnicamente impegnativi, ma sono sempre più scalabili per le applicazioni cliniche.

3.5.3 Monitoraggio dell'invecchiamento biologico nella pratica

L'integrazione della diagnostica dell'invecchiamento nella pratica clinica di routine è ancora limitata, ma lo sviluppo sta progredendo rapidamente. Le prime **cliniche della longevità** e i primi centri specializzati in medicina di precisione offrono già analisi complete dell'età, ad esempio negli Stati Uniti, in Israele e in Giappone. Anche in Europa stanno emergendo sempre più programmi di **diagnosi preventiva dell'età**.

Un tipico "screening dell'età biologica" può includere le seguenti componenti:

- **Analisi del sangue**: marcatori di infiammazione, metabolismo, stress ossidativo, funzionalità epatica e renale.

- **Test epigenetici**: ad es. DNAge, TruDiagnostic, EpiAging

- **Composizione corporea**: rapporto muscoli-grasso, grasso viscerale, densità ossea

- **Controllo cardiovascolare**: analisi dell'onda di polso, VO$_2$max, variabilità della frequenza cardiaca.

- **Funzione cognitiva**: screening della memoria, delle funzioni esecutive e dell'attenzione.

- **Analisi del movimento**: analisi dell'andatura, test di reazione, equilibrio.

- **Profilo del microbioma**: ad esempio, tramite un campione di feci.

L'obiettivo è creare un profilo olistico dell'età che non solo escluda le malattie, ma identifichi anche le riserve funzionali, i fattori di stress sistemico e le debolezze biologiche - un cosiddetto **healthspan fitness check**.

La standardizzazione, la validazione e il radicamento etico di questi metodi sono fondamentali per il loro futuro. Perché se da un lato le dichiarazioni diagnostiche sull'età biologica possono essere utili, dall'altro presentano anche dei rischi:

- **Stress psicologico**: cosa significa che le persone "invecchiano rapidamente"?

- **Interpretazione errata e sovratrattamento**: i valori di invecchiamento devianti portano a trattamenti non necessari?

- **Potenziale di discriminazione**: i datori di lavoro o le assicurazioni possono accedere ai dati sull'età biologica?

Sono quindi necessari **regolamenti** chiari, **standard di protezione dei dati e linee guida per la comunicazione,** al fine di utilizzare le possibilità di queste tecnologie in modo responsabile.

4. tra mito e scienza

4.1 Il marketing dell'eterna giovinezza

4.1.1 Il mercato della longevità da mille miliardi di dollari

L'idea di un corpo sano, potente ed esteriormente giovane fino alla vecchiaia è diventata una delle **narrazioni più importanti dell'economia del benessere e della salute del XXI secolo**. In nessun altro settore i progressi della medicina, gli interessi commerciali e le aspirazioni culturali si sovrappongono tanto quanto nel mercato dell'anti-invecchiamento - o, per dirla in termini più moderni: nel **settore della "longevità"**.

Secondo le stime, il volume del mercato globale dei prodotti e dei servizi anti-invecchiamento ha già superato i **450 miliardi di dollari** nel 2023 - con una previsione di crescita a oltre **mille miliardi di dollari entro il 2030**. L'offerta spazia da prodotti di uso quotidiano come creme, vitamine e integratori alimentari ad analisi del sangue personalizzate, terapie ormonali, trattamenti con cellule staminali e ritiri esclusivi per la longevità , piattaforme di diagnostica molecolare e analisi genetiche.

Il cambiamento del target di riferimento è particolarmente evidente: se prima le offerte anti-età erano rivolte maggiormente ai consumatori più anziani, oggi ci si rivolge a un **gruppo di persone sempre più giovani, attente alla salute e connesse digitalmente**, che vogliono "controllare la propria età biologica" molto prima che compaiano i primi segni dell'età. Questa "logica di ottimizzazione" è ormai profondamente radicata nell'immagine moderna di sé: La salute non è più l'assenza di malattie, ma uno stato di costante miglioramento.

Il termine **longevità** è volutamente mantenuto aperto: Suggerisce un progresso scientifico senza essere specifico. Questa vaghezza è intenzionale in termini di strategia di marketing. I prodotti e i servizi venduti sotto l'etichetta "longevità" coprono un ampio spettro: da misure preventive basate su prove di efficacia a offerte pseudoscientifiche senza alcun beneficio dimostrato.

Un fattore chiave di questo mercato è la **narrazione dei media**: autori di bestseller, celebrità, imprenditori della Silicon Valley e influencer propagandano la longevità come una nuova forma di realizzazione personale. La salute sta diventando un bene di consumo: la promessa è **niente meno che il controllo sul proprio invecchiamento.**

4.1.2 Integratori alimentari, biohacking

Gli integratori alimentari sono un segmento chiave del mercato dell'anti-invecchiamento. Promettono vitalità, protezione e rigenerazione cellulare e godono di un'enorme popolarità. Le vendite dei cosiddetti "**integratori per la longevità**" come NMN (nicotinamide mononucleotide), resveratrolo, spermidina, curcumina, coenzima Q10 o astaxantina crescono ogni anno a due cifre. Queste sostanze sono spesso pubblicizzate con studi su colture cellulari o modelli animali, ma molte di esse non hanno **prove cliniche di efficacia sull'uomo**.

Lo stesso vale per il **movimento del biohacking**, un concetto che nasce dalla scena della tecnologia fai-da-te e che ora descrive uno stile di vita in cui l'alimentazione, il sonno, gli ormoni, la temperatura, la luce, la respirazione e persino la genetica vengono "hackerati" per aumentare le prestazioni e rallentare l'invecchiamento. Sui social media, i biohacker diffondono routine, integratori e tecniche dettagliate, spesso con giustificazioni scientifiche, ma senza una base di dati affidabili.

Le pratiche tipiche del biohacking includono

- Docce fredde e crioterapia
- digiuno intermittente
- Diete chetogeniche
- Microdosaggio di sostanze psicoattive
- Uso dei wearable per la misurazione dei dati corporei
- Assunzione di protocolli di integratori estesi ("stacking")

Ciò che inizialmente appare come un'espressione di consapevolezza della salute può rapidamente trasformarsi in **coercizione, pseudoscienza e comportamento rischioso**. Molti biohacker operano al limite dell'autosperimentazione, senza controllo clinico, senza una solida valutazione scientifica e spesso con la promessa non detta: "Puoi invertire l'invecchiamento - se solo fai abbastanza".

I trattamenti ormonali - ad esempio con l'ormone della crescita (HGH), il testosterone o il DHEA - sono un campo particolarmente controverso. Vengono commercializzati come "fonte di giovinezza", anche se comportano notevoli effetti collaterali e rischi a lungo termine, in particolare per quanto riguarda lo sviluppo di tumori, squilibri metabolici e complicazioni cardiovascolari.

4.1.3 I pericoli di una promessa eccessiva

La combinazione di linguaggio medico, desideri culturali e interessi commerciali crea un terreno fertile per le **promesse eccessive** - affermazioni che esagerano, semplificano o fraintendono deliberatamente lo stato della scienza. Tali affermazioni possono essere:

- "Questa sostanza allunga la vita di 10 anni".

- "Si può riportare indietro la propria età biologica".

- "Le rughe sono un segno di debolezza cellulare: combattetele con XYZ".

- "La fonte della giovinezza è stata trovata - e potete abbonarvi".

Questa **iperbolizzazione** delle possibilità mediche non è solo fuorviante, ma **potenzialmente pericolosa**.

Porta a false aspettative, a un aumento dei consumi, a costi inutili e talvolta anche a rischi per la salute. Inoltre, l'eccesso di promesse spesso sostituisce **misure basate sull'evidenza ma "noiose"** come l'esercizio fisico, il sonno, l'inclusione sociale o una dieta equilibrata - proprio i fattori che hanno dimostrato di promuovere la salute in età avanzata.

Un altro pericolo risiede **nello spostamento della responsabilità**: chi non rimane giovane e in forma "non ha ottimizzato abbastanza", "non ha assunto gli integratori giusti" o "ha misurato i valori sbagliati". L'invecchiamento viene così **moralizzato e privatizzato**, il che è particolarmente problematico per i gruppi vulnerabili (ad esempio i malati cronici, gli anziani che vivono in povertà).

Ci sono anche problemi legali e normativi: in molti Paesi, gli integratori alimentari non sono considerati prodotti medicinali e quindi non sono soggetti agli stessi standard di controllo. Allo stesso tempo, i produttori di utilizzano sempre più spesso **un linguaggio quasi medico**, come "cell-deeply effective", "inspired by science" o "clinically tested", termini che danno ai consumatori l'impressione di una rilevanza terapeutica.

La sfida centrale è quindi: **come possiamo separare le innovazioni scientificamente valide dalle illusioni del marketing?** Come possiamo proteggere i consumatori da promesse ingannevoli senza smorzare le legittime speranze di progresso?

4.2 La pseudoscienza nell'antinvecchiamento

4.2.1 Modelli tipici e false conclusioni

Le pseudoscienze nel campo dell'anti-invecchiamento non sono sempre facili da riconoscere. Spesso si camuffano con un linguaggio medico, fanno riferimento a singoli studi o a pareri di esperti e usano termini come "cellulare", "molecolare", "clinicamente testato" o "verificato" senza usare questi termini correttamente o in senso scientifico. Soprattutto nel settore dell'antinvecchiamento, i confini tra scienza vera e propria, speculazione e linguaggio scientifico usato in modo strategico sono confusi, il che spesso trae in inganno sia i non addetti ai lavori che il personale medico.

Alcune **caratteristiche** tipiche **dell'argomentazione pseudoscientifica** nel contesto dell'anti-invecchiamento sono:

- **Trasferimento di dati da esperimenti su animali a esseri umani senza categorizzazione critica**
  Esempio: "Questa sostanza ha allungato la vita dei vermi del 50% - immaginate cosa può fare nell'uomo!". Questo non tiene conto del fatto che il metabolismo e la genetica di *Caenorhabditis elegans* o dei topi non sono direttamente trasferibili all'uomo.

- **Prove aneddotiche invece di dati sistematici**
  Affermazioni come: "Ho preso NAD+ e mi sento più giovane" o "La mia età biologica si è abbassata di dieci anni - secondo un test online". Questi resoconti non sostituiscono gli studi controllati.

- **Affermazioni di carattere scientifico senza citare le fonti**
  Ad esempio: "La riprogrammazione epigenetica è ora possibile - ottenete il nuovo pacchetto giovani". Queste affermazioni sembrano progressiste, ma di solito non sono comprovate o sono estremamente semplificate.

- **Spiegazioni post-hoc** (interpretazione retrospettiva senza prova di causalità)
Ad esempio: "Nella regione X, le persone che invecchiano particolarmente, mangiano Y ogni giorno - quindi Y deve avere un effetto ringiovanente". La classica **fallacia della correlazione e della causalità**.

- **Visione del mondo dicotomica**: "La medicina convenzionale ha fallito - il nostro metodo è il futuro".
Questo modello di argomentazione si oppone deliberatamente al sistema scientifico consolidato e implica che l'innovazione è possibile solo al di fuori della ricerca riconosciuta.

Questi e altri modelli creano una presunta credibilità, ma non sono il risultato di una **revisione paritaria, di una metodologia controllata o di dati replicabili**. Si specula con la speranza, la paura dell'invecchiamento e una mezza conoscenza dei processi molecolari di - in un modo scientificamente insostenibile ma emotivamente potente.

4.2.2 Social media, influencer e divulgazione scientifica

In nessun altro campo medico il divario tra la ricerca effettiva e la presentazione al pubblico è così ampio come nel settore dell'antinvecchiamento. Una delle ragioni principali è il **ruolo delle piattaforme digitali**: YouTube, TikTok, Instagram e podcast sono oggi fonti di informazione fondamentali, anche per quanto riguarda la salute. Influencer con un pubblico di milioni di persone danno consigli nutrizionali, raccomandano integratori o promuovono le proprie "formule di longevità", spesso senza alcuna formazione medica o base scientifica.

I meccanismi tipici dei social media sono

- **Promesse di salute personalizzate**: "Ciò che ha funzionato per me aiuterà anche voi".

- **Rinforzo attraverso gli algoritmi**: I messaggi emotivi, polarizzanti e semplici vengono visualizzati in modo preferenziale, mentre le spiegazioni complesse e differenziate di hanno una portata minore.

- **Distorsione degli studi scientifici**: i risultati ottenuti da colture cellulari o modelli animali vengono comunicati come "scoperte", spesso senza contesto, limitazioni o spiegazioni metodologiche.

- **Commercializzazione attraverso link di affiliazione e vendita di prodotti**: la credibilità è minata da interessi economici personali, ad esempio influencer che pubblicizzano prodotti nella cui vendita sono direttamente coinvolti.

Anche i cosiddetti **scienziati popolari** o gli autori di libri con una formazione scientifica contribuiscono occasionalmente alla diffusione di narrazioni pseudoscientifiche, spesso involontariamente, ma attraverso semplificazioni, presentazioni selettive o formulazioni sensazionalistiche. Ciò dà origine a narrazioni come:

- "L'invecchiamento è una malattia - e quindi è curabile".

- "La chiave dell'immortalità è nei nostri geni".

- "Un singolo biomarcatore può rivelare la vostra vera età".

Queste affermazioni suonano moderne, dirompenti e plausibili - ma spesso ignorano la **complessità dei** sistemi biologici, la **natura contestuale dei risultati degli studi** e i **limiti metodologici della ricerca.**

4.2.3 Standard scientifici contro il wishful thinking

Una differenza fondamentale tra la scienza seria e il wishful thinking pseudoscientifico è il **modo in cui viene affrontata l'incertezza.** La scienza riconosce i limiti dei suoi modelli, fa affermazioni in termini di probabilità e lavora con livelli di evidenza. La pseudoscienza, invece, è spesso assoluta: "Questo rimedio funziona", "Questo test vi mostrerà la verità", "Questo metodo sconfiggerà l'invecchiamento".

Scienza reale:

- è **falsificabile**, cioè può essere confutato.
- lavori con **revisione paritaria** e riproducibilità metodologica.
- è **trasparente** in termini di dati, metodi e finanziamenti.
- riconosce i **limiti** e le **ipotesi concorrenti**.
- si sviluppa **in modo iterativo**, non lineare.

Pseudoscienza:

- si presenta come se **non avesse alternative** e fosse "innovativa".
- rifiuta **un esame metodico** o giudica le critiche come un "attacco".
- utilizza selettivamente studi o singoli casi per la conferma.
- evita **spiegazioni complesse** a favore di soluzioni semplici.
- mescola **termini scientifici con concetti esoterici** ("flusso energetico", "memoria cellulare", ecc.).

Questa differenza è particolarmente visibile nel campo dell'antinvecchiamento, perché la **richiesta sociale di soluzioni semplici a problemi complessi** è enorme. È proprio qui che risiede la responsabilità etica della comunicazione scientifica: **non tutte le speranze possono essere trasformate in prodotti. Non tutte le idee sono terapie.**

La scienza deve essere comprensibile, ma non deve adattarsi alla logica del marketing. Altrimenti perde la sua integrità. Il compito della medicina, della biologia e della sanità pubblica è quello di **differenziare,**

classificare e rimanere onesti, anche se questo significa che il vero ringiovanimento è più complesso, più lento e meno spettacolare di quanto alcuni vogliano farci credere.

4.3 Cosa funziona davvero e cosa no

4.3.1 Panoramica delle misure basate sull'evidenza

Nonostante la moltitudine di promesse esagerate e di metodi pseudoscientifici, esistono oggi diversi **approcci basati sull'evidenza** che hanno dimostrato di essere in grado di rallentare l'invecchiamento biologico, ritardare le malattie legate all'età e prolungare **la durata della salute**. Queste misure di sono caratterizzate dal fatto di essere state testate in diversi studi ben progettati, di essere solitamente poco costose, a bassa soglia e con pochi effetti collaterali - e spesso appaiono meno spettacolari delle patinate soluzioni biotecnologiche.

Le più importanti di queste strategie comprovate possono essere riassunte in quattro gruppi:

1. **Esercizio e attività fisica**

- L'attività fisica regolare è una delle misure più efficaci per rallentare l'invecchiamento funzionale.

- Gli effetti comprendono: Conservazione della massa muscolare, miglioramento della sensibilità all'insulina, riduzione dei marcatori infiammatori, stabilizzazione cognitiva, promozione della mitofagia e riduzione dello stress.

- Si raccomanda una combinazione di **allenamento di resistenza**, di **forza** e di **flessibilità**: almeno 150 minuti di attività moderatamente intensa alla settimana.

2. **Alimentazione sana**

- Non esiste una "dieta anti-invecchiamento", ma esistono numerose prove degli effetti positivi delle diete mediterranee, a base vegetale o a ridotto contenuto calorico.

- La riduzione di **alimenti altamente trasformati, zucchero, grassi trans** e carne rossa è associata a parametri di invecchiamento favorevoli.

- o Alcuni schemi dietetici - come il **digiuno intermittente**, **l'assunzione di cibo limitata nel tempo** e la **restrizione calorica senza malnutrizione** - mostrano negli studi effetti significativi sui biomarcatori, sull'infiammazione e sulla salute metabolica.

3. **Regolazione del sonno e dello stress**

- o La privazione cronica del sonno è associata a un accorciamento accelerato dei telomeri, all'insulino-resistenza, alla disfunzione immunitaria e al declino cognitivo.

- o È stato dimostrato che **7-8 ore di sonno a notte**, un ritmo di sonno regolare, una bassa esposizione alla luce e al rumore e una riduzione consapevole dello stress (ad esempio attraverso la mindfulness, gli esercizi di respirazione, il supporto sociale) sono associati a un invecchiamento più lento.

4. **Integrazione sociale e significato**
    - Gli studi dimostrano che la **solitudine** è un rischio per la salute paragonabile al fumo o alla mancanza di esercizio fisico.
    - Le persone che godono di **sostegno sociale, senso di appartenenza e scopo** mostrano tassi di malattia più bassi, livelli di infiammazione più bassi e una migliore resilienza allo stress legato all'età.

Queste scoperte non sono nuove, ma spesso vengono **messe in ombra** nel discorso pubblico **da offerte spettacolari ma scarsamente validate**. Tuttavia, **i maggiori effetti sulla salute e sull'invecchiamento non provengono dal laboratorio, ma dalla vita quotidiana.**

4.3.2 Restrizione calorica, esercizio fisico, sonno, psiche

Negli ultimi decenni, un gran numero di studi di alta qualità ha dimostrato che la **restrizione calorica (CR)** in particolare - definita come una riduzione dell'apporto calorico di circa il 20-30% senza carenza di nutrienti - **prolunga in modo significativo la durata della vita e la salute di organismi modello.** In questo processo vengono influenzate vie di segnalazione centrali:

- **mTOR** è inibito→ Promozione dell'autofagia
- **L'AMPK** è attivata→ Miglioramento dell'efficienza metabolica
- **Le sirtuine** sono upregolate→ Protezione del DNA e dei mitocondri
- **I processi infiammatori** sono ridotti

In studi sull'uomo come **CALERIE (Comprehensive Assessment of Long-term Effects of Reducing Intake of Energy)**, la CR ha portato a miglioramenti dei parametri metabolici, della pressione arteriosa, dei marcatori dell'infiammazione e del benessere soggettivo, anche se a condizione di un'attenta supervisione medica.

L'esercizio fisico è almeno altrettanto efficace in questo senso, se non di più. **Ha effetti multisistemici:** Migliora il metabolismo energetico cellulare, riduce l'infiammazione, promuove la neurogenesi nell'ippocampo, migliora la funzione cardiaca e rafforza le difese immunitarie. I dati che dimostrano che l'esercizio fisico regolare può **rallentare in modo misurabile l'invecchiamento epigenetico** sono particolarmente impressionanti, ad esempio attraverso orologi epigenetici come PhenoAge o DunedinPACE.

Anche il **sonno** è un pilastro sottovalutato della medicina della longevità. Durante il sonno non avviene solo il recupero fisico, ma anche la rigenerazione cellulare, il consolidamento della memoria e la regolazione dell'infiammazione. La privazione del sonno favorisce la disregolazione circadiana, lo stress ossidativo, i disturbi della tolleranza al glucosio e i processi neurodegenerativi.

Anche la **salute mentale** svolge un ruolo centrale: la depressione, lo stress a lungo termine e l'isolamento sociale sono associati all'accorciamento dei telomeri, a una maggiore tendenza all'infiammazione e a un aumento della morbilità in età avanzata. Gli studi di intervento dimostrano che i metodi basati sulla mindfulness, la meditazione, la terapia cognitivo-comportamentale o la psicoeducazione mirata **non solo migliorano il benessere soggettivo**, ma possono anche produrre **cambiamenti misurabili nei**

parametri dell'invecchiamento, ad esempio nella metilazione epigenetica.

4.3.3 Perché non esiste una "pillola miracolosa

Nonostante i notevoli progressi nella ricerca sull'invecchiamento molecolare, **non esiste** ancora **una singola sostanza** che abbia dimostrato di prolungare la durata della vita o di rallentare il processo di invecchiamento in studi controllati a lungo termine sull'uomo. Molte delle sostanze che funzionano nelle colture cellulari o negli animali mostrano **solo effetti limitati o inconsistenti** nell'uomo, oppure comportano rischi considerevoli.

Esempi:

- **Resveratrolo**: agisce come attivatore della sirtuina nelle colture cellulari; gli effetti clinici nell'uomo rimangono incostanti. Biodisponibilità problematica.

- **Precursori del NAD+ (NR, NMN)**: mostrano dati preclinici interessanti; la sicurezza e i benefici a lungo termine nell'uomo non sono ancora sufficientemente chiariti.

- **Metformina**: Promettente come agente antidiabetico; lo **studio TAME** dovrebbe chiarire se ha effetti di modulazione dell'invecchiamento nelle persone sane.

- **Rapamicina**: inibisce mTOR, prolunga significativamente la vita dei topi, ma con effetti collaterali che ne rendono difficile l'uso diffuso.

Questi esempi lo dimostrano: **L'invecchiamento è un processo sistemico a più livelli. Non esiste un "interruttore generale" molecolare che si possa semplicemente azionare.** La ricerca di una "pillola miracolosa" non solo è scientificamente discutibile, ma spesso distrae dalle misure più efficaci ma meno spettacolari.

Invece, la moderna medicina della longevità si basa sempre più su **strategie multimodali**, ovvero combinazioni di cambiamenti nello stile di vita, diagnosi mirate, farmaci, se necessario, e modifiche comportamentali a lungo termine. Tutto ciò può sembrare meno entusiasmante, ma è molto **più efficace, più sostenibile e meno rischioso**.

5 Il futuro della ricerca sull'invecchiamento

5.1 La visione della "Medicina della Longevità

5.1.1 Dalla geriatria alla medicina geriatrica proattiva

Tradizionalmente, la medicina geriatrica era principalmente **reattiva**: partiva dai disturbi e dalle malattie già presenti. La **geriatria** tradizionale si concentrava sulla multimorbilità, sulla politerapia e sul declino funzionale. Il suo obiettivo principale era quello di mantenere la qualità della vita in età avanzata nonostante le limitazioni esistenti, ma non di concentrarsi sull'invecchiamento stesso come obiettivo terapeutico.

La moderna **Medicina della Longevità**, invece, rappresenta un **cambiamento di paradigma**: intende l'invecchiamento come un **processo biologico modulabile** che inizia decenni prima dell'insorgenza della malattia e che può quindi **essere influenzato in modo mirato**. La premessa è che non basta curare le malattie, ma occorre intervenire precocemente sulle cause dell'invecchiamento.

Al centro di questa nuova disciplina:

- **Diagnostica individuale**: ad esempio, età epigenetica, marcatori infiammatori, flessibilità metabolica.

- **Prevenzione e intervento precoce**: prima che il danno diventi clinicamente visibile

- **Integrazione tecnologica**: ad esempio, analisi dell'età supportate dall'intelligenza artificiale, gemelli digitali, wearable

- **Prospettiva multisistemica**: l'invecchiamento non riguarda singoli organi, ma l'intero organismo

- **Strategie personalizzate**: basate su profili genetici, epigenetici, microbiologici e metabolici

L'obiettivo a lungo termine è quello di spostare l'intera logica medica da una medicina riparativa a una **medicina proattiva e resiliente** che massimizzi la durata della salute, integrando fattori biologici, psicologici, sociali ed ecologici.

5.1.2 Integrazione interdisciplinare

La medicina della longevità può avere successo solo se è **interdisciplinare**. Il processo di invecchiamento è troppo complesso per essere compreso e influenzato da una singola area specialistica. È necessaria la collaborazione tra:

- **Biologia molecolare e genetica** (per la comprensione e il controllo dei processi biologici)
- **Epigenetica e biologia cellulare** (per la riprogrammazione e la resilienza cellulare)
- **Bioinformatica e medicina dei sistemi** (per l'integrazione di grandi quantità di dati e l'individualizzazione)
- **Endocrinologia e immunologia** (per influenzare l'invecchiamento ormonale e immunologico)
- **Geriatria e gerontologia** (per il collegamento con la realtà clinica e la dimensione psicosociale)
- **Medicina comportamentale e salute pubblica** (per una prevenzione efficace e la modifica dello stile di vita)
- **Etica, sociologia e diritto** (per valutare l'impatto sociale)

Solo combinando queste discipline può emergere una **medicina geriatrica olistica** che non pensi per silos, ma che comprenda le persone come esseri bio-psicosociali - inseriti nel loro ambiente, nella loro biografia di vita e nelle loro relazioni sociali.

Allo stesso tempo, stanno emergendo nuovi settori professionali, come gli **operatori della longevità** che creano profili di età individuali, coordinano le terapie, interpretano i dati e insegnano strategie di vita. Esistono già i primi programmi di formazione in tal senso, ad esempio negli Stati Uniti, nel Regno Unito e a Singapore.

5.1.3 Potenzialità e limiti degli interventi personalizzati

La grande forza della Medicina della Longevità risiede nella sua **individualità**: non tutti invecchiano allo stesso modo. Le predisposizioni genetiche, le impronte epigenetiche, la composizione del microbioma, le abitudini di vita e i fattori ambientali determinano processi di invecchiamento molto differenziati: ciò che è benefico per la salute di una persona può essere neutro o addirittura dannoso per un'altra.

La medicina geriatrica personalizzata cerca di identificare queste differenze **a livello diagnostico e di utilizzarle a livello terapeutico**. Esempi:

- Un paziente con un microbioma infiammatorio riceve pre e probiotici mirati, mentre un altro paziente con sindrome metabolica segue una dieta chetogenica.

- Alcune persone traggono beneficio dall'allenamento della forza, altre da quello della resistenza, a seconda del loro profilo genetico.

- Il test epigenetico mostra un processo di invecchiamento accelerato nel paziente A e una metilazione stabile nel paziente B: la necessità di intervenire è di conseguenza diversa.

Allo stesso tempo, è importante riconoscere i **limiti di questa individualizzazione**:

- L'**interpretazione dei dati** è complessa e spesso incoerente: non tutte le deviazioni sono sinonimo di malattia.

- **Gli effetti a lungo termine degli** interventi personalizzati sono spesso ancora insufficientemente studiati.

- **I costi e l'accesso** sono stati finora fattori limitanti: le offerte di longevità si concentrano su gruppi target benestanti.

- **Questioni etiche** come la previsione della durata di vita individuale, l'uso di dati genomici o la questione di chi "merita la longevità" sono ancora irrisolte.

Ciononostante, resta da dire che: La medicina della longevità ha il potenziale per trasformare il nostro intero concetto di invecchiamento, salute e cure mediche, se concepita in modo scientifico, responsabile e accessibile.

5.2 Innovazioni tecnologiche - dall'IA alle fabbriche di cellule

5.2.1 L'intelligenza artificiale nella ricerca sull'invecchiamento

L'**intelligenza artificiale (AI)** è diventata uno degli strumenti chiave della moderna ricerca sull'invecchiamento. Essa consente non solo di analizzare insiemi di dati complessi e ad alta dimensionalità - ad esempio provenienti dalla genomica, dall'epigenetica, dalla metabolomica o dalla diagnostica per immagini - ma anche di ricavarne **modelli precisi e di previsione**. I seguenti campi di applicazione svolgono un ruolo particolare nella ricerca sulla longevità:

- **Determinazione dell'età biologica**: i modelli di intelligenza artificiale possono determinare l'età biologica con un'accuratezza sorprendente sulla base di dati epigenetici, metabolici o di imaging (ad esempio risonanza magnetica, scansioni della pelle, scansioni della retina). Piattaforme come Deep Longevity o Altos Labs utilizzano le reti neurali per mappare i processi di invecchiamento in tempo reale.

- **Prevedere le traiettorie di invecchiamento individuali**: i modelli di apprendimento automatico riconoscono i modelli di rischio, ad esempio per il deterioramento cognitivo precoce, l'invecchiamento immunitario o le disfunzioni metaboliche, spesso anni prima della comparsa dei sintomi clinici.

- **Ottimizzazione delle terapie**: L'intelligenza artificiale può suggerire interventi personalizzati, testare combinazioni di farmaci o simulare la risposta alla terapia. Ciò comporta l'integrazione dei dati provenienti da DNA, RNA, proteine e fattori ambientali.

- **Sviluppo di farmaci**: l'intelligenza artificiale sta accelerando la scoperta di nuovi composti anti-invecchiamento. Gli algoritmi analizzano enormi librerie di molecole, modellano le interazioni farmaco-target e prevedono gli effetti collaterali. Ciò consente di risparmiare tempo e costi e di ridurre i test sugli animali.

Un esempio importante è **Insilico Medicine**, un'azienda che utilizza il deep learning per progettare nuove terapie per la longevità. Altri operatori come **BioAge**, **Aging.AI** e **Gero.ai** stanno sviluppando sistemi basati sull'intelligenza artificiale per simulare i processi di invecchiamento nei gemelli digitali, ovvero immagini virtuali di persone reali che possono essere utilizzate per riprodurre interventi prima che vengano effettivamente testati sugli esseri umani.

La forza dell'IA non risiede solo nella sua potenza di calcolo, ma anche nel **riconoscere correlazioni che l'uomo non può cogliere intuitivamente**, come il legame tra alcuni metaboliti, la composizione del microbioma e l'invecchiamento epigenetico. La sfida consiste nel mantenere questi sistemi **trasparenti, comprensibili e convalidati clinicamente**.

5.2.2 Organoidi, bioingegneria e sistemi rigenerativi

Oltre all'analisi dei dati, anche la **produzione biologica di tessuti e sistemi cellulari** sta cambiando radicalmente la ricerca sull'invecchiamento. I nuovi sviluppi nell'**ingegneria dei tessuti** e nella **tecnologia degli organoidi** consentono di riprodurre in vitro strutture cellulari umane e di manipolarle in modo mirato.

- **Gli organoidi** sono versioni tridimensionali, basate su cellule, di organi in miniatura che si sviluppano da cellule staminali e replicano le funzioni di base dell'organo reale. Attualmente esistono organoidi di fegato, cervello, intestino, pelle, reni e persino cuore. Questi organi rendono possibile:

    o Ricerca sull'invecchiamento su modelli specifici per il paziente

    o Test di sostanze attive in un ambiente cellulare umano

- o Comprendere l'invecchiamento in tessuti specifici (ad es. neurodegenerativi)

- **Il bioprinting** e i **tessuti stampati in 3D** consentono di produrre strutture cellulari complesse che in futuro potrebbero produrre interi organi sostitutivi o servire a sostituire i tessuti invecchiati. Gli studi iniziali sulla rigenerazione del fegato e sulla formazione della cartilagine sono promettenti.

- **Le piattaforme di terapia cellulare** sviluppano prodotti cellulari autologhi o allogenici per il ringiovanimento sistemico. In particolare sono in fase di sviluppo: plasma giovane, terapie esosomiali, trapianti di MSC e cellule staminali ematopoietiche generate artificialmente.

Un obiettivo visionario è la creazione di "**fabbriche di cellule**": bioreattori altamente automatizzati che producono, riprogrammano, modificano geneticamente e trapiantano nuovamente le cellule specifiche del paziente, come parte di una terapia di ringiovanimento personalizzata.

Anche **i senolitici** (farmaci che eliminano specificamente le cellule senescenti) potrebbero essere testati preclinicamente in questi sistemi. Ciò consentirebbe di personalizzare le terapie in base al profilo biologico del paziente, con maggiore efficacia e minori effetti collaterali.

5.2.3 Il "gemello digitale" dell'invecchiamento

Un approccio particolarmente ambizioso nella ricerca sull'invecchiamento tecnologico è il concetto di "**gemello digitale**": un modello dinamico e guidato dai dati di un individuo che ne **raffigura** i **processi fisiologici, molecolari e biochimici in tempo reale**. Nella medicina della longevità, questo significa

- Il gemello digitale contiene dati sul genoma, l'epigenoma, il microbioma, lo stato immunitario, il profilo ormonale, lo stato metabolico, la qualità del sonno, l'esercizio fisico e l'esposizione ambientale.

- Questi dati vengono aggiornati continuamente, ad esempio attraverso dispositivi indossabili, analisi di laboratorio e sensori.

- Il sistema calcola come cambia lo stato biologico in determinate condizioni, ad esempio in caso di somministrazione di farmaci, di cambiamento della dieta o di stress.

- In questo modo è possibile simulare i rischi, testare gli interventi e personalizzare la prevenzione, **prima che** si verifichi un danno biologico.

Ad esempio, il gemello di un uomo di 45 anni mostra un invecchiamento epigenetico accelerato e un aumento dei marcatori infiammatori. Il modello simula l'effetto della restrizione calorica in combinazione con l'allenamento di resistenza e i precursori del NAD+ e mostra un rallentamento del 10% dell'invecchiamento. Allo stesso tempo, viene calcolato il dosaggio al quale è probabile che si verifichino effetti collaterali. Il programma di intervento reale può essere adattato di conseguenza.

Questo principio non è una chimera: le prime aziende, come **Q Bio**, **Human Longevity Inc**, **LifeX Ventures** e **Unlearn.AI**, stanno già lavorando a prototipi corrispondenti. La combinazione di **big data, IA, biologia dei sistemi e infrastruttura cloud** rende possibile per la prima volta modellare la salute in **modo predittivo e simulativo** piuttosto che reattivo.

Ma anche in questo caso la protezione dei dati, le questioni etiche, la convalida medica e l'accettazione sociale sono ostacoli fondamentali. I vantaggi per l'individuo sono grandi, ma solo se i sistemi sono **trasparenti, controllati e abbastanza accessibili.**

5.3   Iniziative di ricerca internazionali e loro obiettivi

5.3.1 USA, Europa, Asia - panorama globale della ricerca

Negli ultimi due decenni, la ricerca sull'invecchiamento si è trasformata da un sottocampo marginale della biomedicina a un **obiettivo strategico della politica di ricerca internazionale**. Diversi Paesi e organizzazioni sovranazionali hanno avviato programmi con l'obiettivo di **decifrare le basi biologiche dell'invecchiamento , prevenire le malattie legate all'età** e prolungare **la durata della salute** della popolazione. Ciò ha portato alla creazione di **reti di ricerca ottimamente attrezzate** in tutto il mondo, che lavorano in modo complementare ma anche competitivo.

USA:

Gli Stati Uniti hanno tradizionalmente svolto un ruolo di primo piano nella ricerca biomedica. Il **National Institute on Aging (NIA)**, parte del National Institutes of Health (NIH), stanzia ogni anno miliardi di dollari per sostenere la ricerca di base e clinica sull'invecchiamento. L'attenzione è rivolta in particolare a

- il ruolo dei processi infiammatori (inflammaging)
- Vie di segnalazione molecolare (ad es. mTOR, sirtuine, AMPK)
- senescenza cellulare
- Invecchiamento del sistema immunitario (immunosenescenza)
- Orologi epigenetici e biomarcatori

Inoltre, negli ultimi anni sono emerse **iniziative del settore privato** dotate di un enorme capitale di rischio. Le più note sono

- **Calico Labs** (una filiale di Alphabet/Google)
- **Altos Labs** (sostenuto, tra gli altri, da Jeff Bezos)

- Unity Biotechnology, Juvenescence, BioAge Labs, Life Biosciences

Queste aziende perseguono obiettivi ambiziosi: dal ringiovanimento cellulare e dalla senolitica alla riprogrammazione biologica. Molte si affidano a una combinazione **di intelligenza artificiale, tecnologie omiche e biologia cellulare** per sviluppare nuove terapie.

Europa:
Anche l'Europa promuove specificamente la ricerca sull'invecchiamento, sebbene in modo più coordinato a livello pubblico. Tra le iniziative più importanti vi sono

- l'**Iniziativa di Programmazione Congiunta - Più anni, vite migliori (JPI MYBL)**

- il **Programma Invecchiamento sano** della Commissione europea

- Progetti nell'ambito di **Horizon Europe**, ad esempio "Ageing in Digitised Societies".

Molti centri di ricerca in Europa lavorano anche su base interdisciplinare, ad esempio:

- l'**Istituto Max Planck per la Biologia dell'Invecchiamento** (Colonia)

- l'**Istituto Karolinska** (Svezia)
- l'**Istituto europeo per la biologia dell'invecchiamento (ERIBA)** di Groningen

In Europa è centrale l'integrazione della ricerca nelle questioni di **politica sociale, giustizia e prevenzione nel sistema sanitario pubblico**, a differenza dei programmi più tecnocratici degli Stati Uniti.

Asia:

I Paesi asiatici - in particolare **Giappone, Corea del Sud, Cina e Singapore** - stanno investendo sempre più nella ricerca sull'invecchiamento, anche a fronte delle sfide demografiche. In Giappone, il "Paese più vecchio del mondo", sono in corso numerosi progetti finanziati dallo Stato per prolungare la salute funzionale, ad esempio presso il **Centro nazionale di geriatria e gerontologia**.

La Cina sta investendo molto nella **ricerca sul genoma, nell'intelligenza artificiale e nella medicina rigenerativa**, con l'obiettivo di diventare leader nella corsa globale alle tecnologie della longevità. Si stanno creando intere "zone della longevità" con infrastrutture ospedaliere, start-up e reti di laboratori.

A Singapore è stato fondato il **Programma di ricerca traslazionale sulla longevità sana**, con particolare attenzione alla prevenzione, al microbioma, all'invecchiamento immunitario e alla diagnosi precoce. Esistono anche strategie mirate di salute pubblica per contrastare strutturalmente il peso delle malattie legate all'età.

5.3.2 Obiettivi, logica di finanziamento, conflitti di interesse

Gli obiettivi dei programmi di ricerca internazionali sono diversi e vanno dalla ricerca scientifica di base allo sfruttamento commerciale dei risultati. Alcuni di questi obiettivi possono essere raggruppati come segue:

- **Alleggerire il peso del sistema sanitario**: l'invecchiamento è uno dei principali fattori di costo della sanità. Il rallentamento dell'invecchiamento riduce le malattie croniche, con conseguenti risparmi a lungo termine.

- **Aumentare l'occupabilità degli anziani**: Se le persone rimangono in salute più a lungo, possono lavorare più a lungo - un obiettivo chiave nelle economie che invecchiano.

- **Eccellenza scientifica e prestigio geopolitico**: la ricerca sulla longevità è sempre più considerata un campo di ricerca strategico, paragonabile ai viaggi spaziali o all'intelligenza artificiale.

- **L'innovazione è un driver per l'industria biotecnologica**: nuovi farmaci, diagnostica, tecnologie di piattaforma - l'invecchiamento è visto come un mercato, non solo come un fenomeno biologico.

- **Interessi militari e di politica della sicurezza**: Negli Stati Uniti, in particolare, i fondi del Ministero della Difesa confluiscono in progetti volti a rendere i soldati più "biologicamente resistenti".

Questa situazione mista porta a **tensioni** tra l'interesse pubblico per la conoscenza e la commercializzazione da parte del settore privato. Molte aziende sono finanziate dal capitale di rischio e sono sottoposte a pressioni per **fornire prodotti che possano essere** rapidamente commercializzati - il che a volte fa passare in secondo piano la validità scientifica.

Si verificano anche **conflitti di interesse**:

- Scienziati che sono coinvolti in aziende e allo stesso tempo fanno parte di comitati specializzati.
- Studi finanziati da aziende produttrici di integratori o diagnostici
- Pubblicazioni su riviste affiliate all'azienda con scarsa qualità di revisione paritaria.

Tali strutture mettono a rischio la credibilità della ricerca sull'invecchiamento e alimentano la critica che si tratti di un nuovo terreno di gioco per la "health tech economy" piuttosto che di una medicina seria. La trasparenza, gli standard etici e la **ricerca pubblica indipendente** rimangono quindi essenziali.

5.3.3 Come viene assegnata la priorità alla ricerca - e cosa rimane irrisolto

Nonostante i progressi compiuti, ci sono numerose **domande di ricerca senza risposta**, le cui risposte sono fondamentali per un ulteriore sviluppo significativo della medicina geriatrica:

- **Qual è un valore target realistico per la durata della salute?** Si dovrebbe vivere fino a 120 anni - o "solo" 85, ma senza fragilità?

- **Quali marcatori biologici sono effettivamente rilevanti dal punto di vista causale?** E quali sono semplicemente associativi?

- **Quanto è individuale l'invecchiamento?** Possiamo sviluppare terapie standardizzate o abbiamo bisogno di un approccio diverso per ogni persona?

- **Quanto tempo ci vuole perché le nuove terapie anti-invecchiamento arrivino sul mercato?** E come si testano gli effetti a lungo termine?

- **Come si possono regolamentare in modo eticamente accettabile nuove procedure come la riprogrammazione cellulare o l'editing del genoma?**

A queste domande occorre dare una risposta non solo scientifica, ma anche **sociale e politica**. L'obiettivo deve essere quello di comprendere l'invecchiamento **non come un difetto**, ma come un **processo naturale ma controllabile** - con tutto il rispetto per la dignità della persona che invecchia.

La ricerca internazionale sull'invecchiamento è a un punto di svolta: **diventerà un nuovo capitolo della medicina basata sull'evidenza o un palcoscenico per esagerazioni economiche, mediatiche e tecnocratiche?** La risposta dipende dalla cultura della ricerca, dalla regolamentazione, dall'educazione e dal dibattito pubblico.

6 Conclusioni - Ripensare l'invecchiamento

6.1 Tra progresso e finzione

6.1.1 Lo stato scientifico - una visione realistica

La ricerca sull'invecchiamento ha compiuto progressi impressionanti negli ultimi due decenni. Negli anni '90, l'invecchiamento era ancora considerato in gran parte un processo passivo e irreversibile, il risultato di un danno cellulare casuale, un "declino" lento e inarrestabile delle funzioni corporee. Oggi sappiamo che: L'invecchiamento **è un processo biologicamente regolato, sistematicamente orchestrato e potenzialmente influenzabile**. Può essere accelerato, rallentato e persino parzialmente invertito in determinate condizioni.

Ora abbiamo:

- Risultati affidabili sul ruolo della **senescenza cellulare**, dell'**epigenetica**, della **funzione mitocondriale**, delle **vie di segnalazione** (ad es. mTOR, AMPK, IGF-1) e delle **interazioni tra sistemi** (ad es. sistema immunitario, microbioma, metabolismo).

- Primi **interventi** sperimentali in grado di influenzare in modo misurabile i processi di invecchiamento - ad es. restrizione calorica, metformina, rapamicina, precursori del NAD+, sostanze senolitiche

- **strumenti diagnostici** quali orologi epigenetici, profili infiammatori, dati biometrici in tempo reale

Tuttavia, molte promesse su ciò che è attualmente possibile fare dal punto di vista medico sono **esagerate o speculative. Non esiste un metodo scientificamente validato** che abbia dimostrato di allungare in modo significativo la vita delle persone sane. Rallentare i singoli marcatori dell'invecchiamento non significa automaticamente prolungare la vita, né tantomeno ringiovanire a livello sistemico.

In breve, il **progresso è reale, ma spesso viene presentato su una scala che fa concorrenza alla fantascienza.**

6.1.2 La narrazione dell'"immortalità" e il suo abuso

Parallelamente al progresso scientifico, si è sviluppata un'**esagerazione mediatica e commerciale** del discorso anti-invecchiamento. Segue una narrazione semplice: l'invecchiamento è una malattia. E ogni malattia può essere curata, prima o poi. Questa idea ha un enorme fascino culturale: alimenta le speranze, promette l'auto-ottimizzazione e mette in discussione la morte. Crea una visione di una **vita tecnicamente controllata e prolungabile**, controllata dalla scienza, dalla tecnologia e dalla disciplina individuale.

I principali rappresentanti di questa visione parlano apertamente dell'obiettivo dell'**immortalità biologica**. Lo propagandano:

- **Trasferimento digitale della coscienza ("mind uploading")**
- **Conservazione criogenica** fino alla rivitalizzazione
- **Riprogrammazione epigenetica per l'eterna giovinezza delle cellule**
- **Vivere fino a oltre 120 o addirittura 150 anni** è un'opzione realistica.

Queste visioni non sono fondamentalmente irrazionali: molte si basano su sviluppi scientifici reali, anche se molto precoci. Tuttavia, diventa problematico quando:

- **eccessivo dal punto di vista medico**,
- **sfruttato commercialmente**,
- **eticamente non riflessa** e
- sono **distribuiti in modo ineguale nella società**.

Perché ciò che viene venduto come progresso non sempre è al servizio delle persone, ma spesso degli interessi del mercato. La longevità sta diventando un bene di lusso che solo i ricchi possono permettersi. L'idea di "invecchiare meglio" diventa **una competizione**, uno **status symbol** - con nuove disuguaglianze sociali e conflitti etici.

6.1.3 Cosa sappiamo e cosa non sappiamo

Lo stato attuale della scienza consente alcune affermazioni fondate, ma anche chiari limiti:

Quello che possiamo dire con la coscienza pulita:

- L'invecchiamento può essere influenzato biologicamente, dal comportamento, dai farmaci, dalle condizioni ambientali.

- La durata della salute può essere prolungata, sia negli esseri umani che negli animali.

- I biomarcatori, come gli orologi epigenetici, offrono diagnosi più precise dell'età anagrafica.

- Misure come l'esercizio fisico, il sonno, l'alimentazione, l'integrazione sociale e la riduzione dello stress non solo hanno un effetto preventivo, ma possono anche essere misurate a livello cellulare.

- Esistono sostanze promettenti (ad esempio i senolitici, la metformina, i precursori del NAD+), ma il loro effetto deve essere ancora ampiamente studiato nell'uomo.

Quello che non sappiamo - o solo in modo insufficiente:

- Se sia possibile un vero e proprio "ringiovanimento", cioè un'inversione sistemica dei processi di invecchiamento biologico.

- Quanto sono sicure ed efficaci le procedure di riprogrammazione a lungo termine.
- Se le terapie sviluppate oggi allungano effettivamente l'aspettativa di vita negli esseri umani.
- Come l'invecchiamento varia da persona a persona e cosa significa per le terapie.
- Gli effetti indesiderati a lungo termine degli interventi mirati sull'invecchiamento.
- Come i sistemi sociali devono adattarsi quando l'invecchiamento viene inteso come una variabile trattabile.

Il compito della ricerca sull'invecchiamento oggi è quindi quello di **promuovere la differenziazione piuttosto che la speculazione**. Deve rendere trasparente ciò che è empiricamente provato e ciò che (ancora) rimane una visione. E deve esserne consapevole: **Più grandi sono le promesse, più grande è la responsabilità.**

6.2 Conseguenze etiche, sociali e di politica sanitaria

6.2.1 La questione della giustizia: chi beneficia di una vita lunga?

Uno dei problemi etici centrali nel contesto della ricerca sulla longevità è: **chi avrà accesso alle tecnologie e alle terapie che possono influenzare in modo misurabile l'invecchiamento?** Sebbene lo sviluppo scientifico stia progredendo, esistono già **enormi differenze di accesso**, sia per quanto riguarda le procedure diagnostiche, la prevenzione personalizzata o le terapie innovative.

- **Ostacoli finanziari**: I costi per i test epigenetici sull'età, gli integratori personalizzati, i trattamenti con le cellule staminali o i ritiri per la longevità sono elevati, a volte di diverse migliaia di euro. Di norma, non sono coperti dall'assicurazione sanitaria obbligatoria.

- **Disuguaglianza geografica**: l'accesso a trattamenti innovativi è concentrato in alcune regioni: Metropoli come Boston, San Francisco, Zurigo, Singapore o Tokyo. Ampie fasce della popolazione mondiale restano escluse.

- **Istruzione e alfabetizzazione sanitaria**: per interpretare i propri marcatori epigenetici, interpretare gli studi e prendere decisioni fondate sullo stile di vita, è necessario un elevato livello di istruzione, il che non è scontato.

Il pericolo è che si instauri una **società medica a due livelli**: Una parte privilegiata della società ottimizza la propria biologia e vive più a lungo in buona salute, mentre altri sono affetti dalle stesse malattie che hanno avuto per generazioni.

Ne consegue un obbligo etico: i risultati della ricerca sull'invecchiamento non devono essere utilizzati solo per scopi di mercato, ma devono **servire a obiettivi di salute pubblica**, essere distribuiti equamente e resi ampiamente accessibili. La longevità non deve diventare un lusso.

6.2.2 Vivere più a lungo - ma come? Significato, partecipazione, qualità della vita

Anche se la durata della vita può essere tecnicamente prolungata, la domanda rimane: **Cosa significa vivere più a lungo ?** E che senso ha una vita lunga se non è accompagnata da autonomia, piacere di vivere e partecipazione sociale?

Considerazioni importanti in questo contesto:

- **Prolungare la vita non equivale alla qualità della vita**: una persona di 95 anni che ha bisogno di cure vive più a lungo, ma non necessariamente meglio. La durata della salute è più importante dei puri anni di vita.

- **L'inclusione sociale è essenziale**: gli studi dimostrano che la solitudine in età avanzata aumenta il rischio di morte più di molte malattie croniche. Una lunga vita in isolamento non è auspicabile.

- **Significato e scopo della vita**: molte persone traggono il loro senso della vita dalla famiglia, dal lavoro, dalla cultura, dalla religione o dall'impegno. Queste strutture devono crescere con l'età, altrimenti una vita prolungata diventa un peso.

Inoltre, solleva la questione dei **ruoli sociali degli anziani**: Che aspetto ha una vita soddisfacente al di là del lavoro dipendente? Come si può promuovere la partecipazione sociale in età avanzata - nell'istruzione, nella cultura, nel volontariato, nella politica?

La medicina della longevità deve quindi essere sempre collegata a **questioni di cultura dell'invecchiamento**. Non si tratta solo di mantenere giovani le cellule del corpo, ma di sostenere le persone **in modo olistico** nei loro ultimi anni - fisicamente, socialmente ed emotivamente.

6.2.3 Regolamentazione, educazione e responsabilità

Il rapido progresso della ricerca sull'invecchiamento richiede urgentemente **chiare linee guida sociali e legali**. Ciò comporta diverse dimensioni:

- **Autorizzazione e controllo delle terapie**: Molti dei prodotti anti-invecchiamento pubblicizzati oggi sfuggono alle strutture normative tradizionali, come gli integratori alimentari o la diagnostica personalizzata della longevità. Per proteggere i consumatori sono necessari **standard chiari, requisiti di studio e organismi di controllo**.

- **Evitare il marketing pseudoscientifico**: le promesse mediche prive di prove solide dovrebbero essere classificate legalmente come ingannevoli. Il termine "scientificamente testato" necessita di definizioni precise.

- **Protezione dei dati e biometria**: chiunque offra test epigenetici, analisi del microbioma o gemelli digitalizzati deve rispettare elevati standard di protezione e sovranità dei dati. I dati sanitari non devono diventare un **bene commerciale** da utilizzare senza controllo.

- **Informazione mediatica e lavoro educativo**: il pubblico deve imparare a distinguere: Cosa è realistico, cosa è speculativo, cosa è pericoloso? I media, le istituzioni educative e le organizzazioni sanitarie devono fornire informazioni fondate sullo stato attuale della medicina geriatrica, senza allarmismi o euforie.

- **Responsabilità della scienza**: i ricercatori hanno il dovere di comunicare i loro risultati in modo responsabile, di evitare di alimentare speranze irrealistiche e di non farsi cooptare da interessi commerciali.

In breve, la medicina della longevità non ha bisogno solo di laboratori, ma anche di **forum etici, di**

controllo democratico e di dialogo sociale. Solo così si potrà evitare che il progresso medico diventi un rischio sociale.

6.3 Una visione realistica: capire l'invecchiamento, non negarlo

6.3.1 Il ritorno alla realtà biologica

La storia del movimento anti-invecchiamento è piena di grandi promesse, profonde delusioni e cicliche speranze. Oggi, nell'era della diagnostica molecolare, degli approcci terapeutici personalizzati e dei modelli di previsione supportati dall'intelligenza artificiale, la medicina sembra avvicinarsi più che mai al mito dell'eterna giovinezza. Ma è proprio in questo momento che è importante mantenere una **visione realistica dell'invecchiamento** - dal punto di vista biologico, medico e sociale.

L'invecchiamento non è una colpa, un difetto o una malattia in senso classico. È **un principio evolutivo** profondamente radicato nella genetica, nella fisiologia e nella biologia cellulare di ogni organismo. Serve a regolare i cicli vitali, a controllare le dinamiche di popolazione e a realizzare le priorità energetiche.

L'invecchiamento è espressione di **complessità, non di carenza.**

È quindi necessario un approccio moderno e scientificamente fondato all'invecchiamento:

- Accettazione **dei limiti biologici della** vita umana

- Comprendere **le differenze individuali** nel processo di invecchiamento

- Concentrarsi sulla **durata della salute** invece di allungare semplicemente la vita

- Apertura alle innovazioni terapeutiche, ma con moderazione e scetticismo basato sulle evidenze.

Il progresso maggiore non sta nello "sconfiggere" l'invecchiamento, ma nel **comprenderlo e nel modellarlo in modo intelligente**, a livello cellulare, medico, psicologico e sociale.

6.3.2 La responsabilità della medicina e della società

La medicina è all'inizio di un nuovo capitolo: invece di limitarsi a curare le malattie, in futuro sarà anche in grado di influenzare le basi biologiche dell'invecchiamento. Questo comporta **nuove responsabilità**: per i medici, per i ricercatori, per i decisori politici e per la società nel suo complesso.

- I medici devono imparare non solo a fare diagnosi, ma anche a **valutare individualmente l'invecchiamento biologico** e ad accompagnare le persone nel corso degli anni, anche in modo preventivo e non solo curativo.

- I ricercatori devono sviluppare metodi **non solo efficaci, ma anche sicuri, equi e sostenibili**, e non devono essere guidati da interessi mediatici o commerciali.

- La politica sanitaria deve adattarsi al fatto che la prevenzione, la diagnostica e le terapie non sono più rigidamente organizzate in base alle malattie, ma sono **orientate ai processi**, **multifattoriali** e **individuali**.

- Le società devono imparare che l'invecchiamento non è un deficit, ma una **parte inevitabile ma controllabile dello sviluppo umano** che deve essere plasmato culturalmente, socialmente ed esistenzialmente.

La sfida è enorme: non si tratta di stabilire se possiamo abolire l'invecchiamento, ma di **capire come vogliamo convivere con l'invecchiamento** una volta che lo abbiamo compreso meglio.

6.3.3 L'invecchiamento come processo, non come nemico

Forse il più importante cambiamento di prospettiva che la ricerca sull'invecchiamento può avviare **è la defamiliarizzazione della vecchiaia**. L'invecchiamento non deve più essere visto come il "nemico della vita", ma come **un compagno del processo della vita**, come una **realtà biologica** che possiamo affrontare con curiosità, responsabilità e desiderio di creare.

La ricerca può e deve contribuire a decifrare i processi di invecchiamento, ad alleviare le sofferenze, a prolungare l'autonomia e a migliorare la qualità della vita. Ma non deve cadere nell'illusione - e non deve commercializzare questa illusione - che una vita più lunga sia automaticamente una vita migliore.

Abbiamo invece bisogno di una cultura dell'**invecchiamento competente**:

- L'invecchiamento come sfida, non come difetto

- Invecchiamento come processo di **maturazione, cambiamento e rivalutazione**

- L'invecchiamento come parte dell'**autoprogettazione** biografica - non nonostante, ma a causa della sua finitezza

In questo senso, il messaggio più importante della moderna ricerca sull'invecchiamento non è: "Possiamo vivere per sempre". Ma piuttosto: "**Possiamo invecchiare meglio - se finalmente lo prendiamo sul serio**".

7. osservazioni conclusive

Alla fine di questo viaggio attraverso la biologia cellulare, l'epigenetica, la tecnologia, l'etica e le visioni sociali c'è una consapevolezza più grande di qualsiasi singola terapia o scoperta: **siamo sulla soglia di una nuova era nella comprensione dell'invecchiamento**.

Mai prima d'ora l'umanità ha conosciuto così tanto le basi biologiche dell'invecchiamento. Mai prima d'ora sono stati disponibili così tanti strumenti diagnostici, approcci preventivi e opzioni terapeutiche per comprendere l'invecchiamento - non come un difetto, ma come un processo dinamico che può essere influenzato. L'approccio scientifico all'invecchiamento è oggi **più preciso, interdisciplinare e umano** che mai.

Allo stesso tempo, sappiamo che L'invecchiamento non è solo una questione di molecole e vie di segnalazione. È anche una questione di **dignità, esperienza, adattamento e significato**. L'invecchiamento non avviene solo nel corpo, ma anche nelle biografie, nelle relazioni e nelle società.

Questo libro non intendeva fornire risposte semplici. Voleva **fornire una guida su come** distinguere tra mito e scienza, tra mercato e medicina, tra ottimismo e realismo. E dovrebbe essere chiaro: La vera sfida **non è sconfiggere l'invecchiamento**, ma **affrontarlo con competenza, responsabilità e dignità.**

La medicina della longevità non è una montatura, ma un promettente cambiamento di paradigma medico. Tuttavia, potrà realizzare il suo potenziale solo se non si **lascerà prendere dalla logica del mercato o dall'euforia tecnologica.** Deve:

- si basano su solide basi scientifiche,
- essere trasparente, equo e accessibile,
- tenere presente l'intero quadro: la persona, non solo i suoi biomarcatori.

La moderna medicina geriatrica non è una medicina meccanica. È un **sostegno responsabile alla vita.** Rafforza l'autonomia, prolunga l'indipendenza, protegge da sofferenze inutili e offre spazio per la maturazione. Riconosce che l'invecchiamento è anche fonte di potenziale : Per un cambiamento di prospettiva, per la riflessione, per la trasmissione dell'esperienza e per una nuova forma di forza - oltre la giovinezza.

L'obiettivo non dovrebbe essere quello di mantenere un "corpo perfetto" fino a 120 anni. L'obiettivo dovrebbe essere quello di **condurre una vita autodeterminata, sana e appagante il più a lungo possibile**, con la possibilità di **accompagnare e modellare** il naturale processo di invecchiamento **in modo consapevole**.

Se vogliamo ripensare l'invecchiamento, non abbiamo bisogno solo di progresso, ma anche di **maturità, moderazione, illuminazione e umanità**.

L'invecchiamento non è l'opposto della giovinezza. **È la sua continuazione in modo diverso**. Non è un declino, ma una trasformazione. Non è un difetto, ma un ritmo di vita. Una decostruzione ritmica, sì. Ma anche un accumulo di profondità, esperienza e spesso libertà interiore.

Questo libro è un invito a **non** considerare **più** l'invecchiamento **come un incidente biologico o un difetto culturale**. È invece qualcosa che può essere **compreso, plasmato e apprezzato** - scientificamente valido, criticamente accompagnato, umanamente sensibile.

Se saremo in grado di sfatare le illusioni anti-invecchiamento senza rifiutare il progresso, se comprenderemo l'invecchiamento come un processo naturale senza accettarlo passivamente e se impareremo a gestire le nuove possibilità mediche con saggezza ed equità, allora avremo guadagnato molto come società.

Non qualche anno in più. Ma **un nuovo rapporto con la vita stessa**.

Glossario - Termini chiave per capitolo

Capitolo 2 - Come avviene l'invecchiamento: La biologia di un fenomeno universale

- **Senescenza cellulare**
  Condizione in cui le cellule smettono di dividersi ma non muoiono, favorendo l'infiammazione e l'invecchiamento dei tessuti.
  → Vedi capitolo 2.2

- **Telomeri**
  Cappelli protettivi alle estremità dei cromosomi che si accorciano a ogni divisione cellulare e sono considerati un indicatore dell'età cellulare.
  → Vedi capitolo 2.3

- **Stress ossidativo**
  Condizione in cui le specie reattive dell'ossigeno danneggiano i componenti delle cellule. È considerato un fattore centrale dell'invecchiamento.
  → Vedi capitolo 2.4

- **Mitocondri**
  Organelli cellulari per la produzione di energia; la loro disfunzione gioca un ruolo centrale nei processi legati all'invecchiamento.
  → Vedi capitolo 2.4

Capitolo 3 - Lo stato della scienza: cosa sappiamo davvero

- **Epigenetica**
  Scienza che modifica le funzioni dei geni senza modificare la sequenza del DNA, ad esempio attraverso la metilazione.
  → Vedi capitolo 3.2

- **Riprogrammazione**
  Conversione di cellule corporee mature in uno stato più giovane o pluripotente attraverso interventi epigenetici mirati.
  → Vedi capitolo 3.2

- **Cellule staminali**
  Cellule indifferenziate che si sviluppano in diversi tipi di cellule e possono essere utilizzate per la rigenerazione dei tessuti.
  → Vedi capitolo 3.3

- **Senolitici**
  Sostanze attive che uccidono in modo specifico le cellule senescenti, riducendo così i danni legati all'età.
  → Vedi capitolo 3.5

- **Autofagia**
  Processo di pulizia cellulare in cui i componenti cellulari danneggiati vengono scomposti; promuove la salute delle cellule.
  → Vedi capitolo 3.5

Capitolo 4 - L'industria dell'anti-età: desiderio, mercato e realtà

- **Biohacking**
  Esperimenti di auto-ottimizzazione biologica, spesso senza una solida base scientifica.
  → Vedi capitolo 4.1

- **Mercato della longevità**
  Industria incentrata su prodotti anti-invecchiamento, diagnostici, integratori alimentari e offerte di stili di vita per prolungare la vita.
  → Vedi capitolo 4.1

- **Pseudo-scienza**
  Affermazioni o metodi che sembrano scientifici ma non reggono alla prova empirica.
  → Vedi capitolo 4.2

- **Durata della salute**
  Periodo della vita di una persona durante il quale essa vive senza malattie croniche o limitazioni funzionali.
  → Vedi capitolo 4.3

Capitolo 5 - Il futuro della ricerca sull'invecchiamento

- **Medicina della longevità**
  Nuova specialità medica per prolungare la durata della salute attraverso la diagnosi, la prevenzione e il trattamento dei processi legati all'età.
  → Vedi capitolo 5.1

- **Intelligenza artificiale (AI)**
  Software che riconosce i modelli sulla base di grandi

quantità di dati, fa previsioni e suggerisce trattamenti.
→ Vedi capitolo 5.2

- **Gemelli digitali**
  Modelli virtuali di singoli processi biologici che possono essere utilizzati per simulare gli effetti delle terapie e prevedere i rischi.
  → Vedi capitolo 5.2

- **Organoidi**
  Repliche miniaturizzate di organi umani coltivati da cellule staminali per la ricerca e la sperimentazione di farmaci.
  → Vedi capitolo 5.2

- **Sostanze senomorfe**
  Sostanze attive che non eliminano le cellule senescenti ma ne regolano l'attività nociva.
  → Vedi capitolo 5.2

Capitolo 6 - Conclusioni: ripensare l'invecchiamento

- **Diagnostica dell'età biologica**
  Metodo per determinare l'età biologica (non calendrica) utilizzando parametri epigenetici, metabolici e funzionali.
  → Vedi capitolo 6.1

- **Prolungamento della vita vs. qualità della vita**
  Distinzione tra il puro guadagno di anni di vita e il benessere soggettivo e funzionale in età avanzata.
  → Vedi capitolo 6.2

- **Equità di accesso**

    Concetto volto a rendere le innovazioni mediche accessibili a tutte le fasce della popolazione.

    → Vedi capitolo 6.2

- **Invecchiamento competente**

    Cultura della gestione consapevole, attiva e autodeterminata delle sfide e delle opportunità della vecchiaia.

    → Vedi capitolo 6.3

Bibliografia

Austad, S. N. (2019). *Lo zoo di Matusalemme: cosa può insegnarci la natura per vivere più a lungo e in salute*. MIT Press.

Barzilai, N., Crandall, J. P., Kritchevsky, S. B., & Espeland, M. A. (2016). La metformina come strumento per colpire l'invecchiamento. *Cell Metabolism, 23*(6), 1060-1065.
https://doi.org/10.1016/j.cmet.2016.05.011

Blagosklonny, M. V. (2013). L'invecchiamento non è programmato: lo pseudo-programma genetico è un'ombra dello sviluppo. *Invecchiamento, 5*(8), 653-661.
https://doi.org/10.18632/aging.100591

Campisi, J., & d'Adda di Fagagna, F. (2007). Senescenza cellulare: quando le cose brutte accadono alle cellule buone. *Nature Reviews Molecular Cell Biology, 8*(9), 729-740.
https://doi.org/10.1038/nrm2233

Church, G. M., Regis, E. e Kosinski, L. (2014). *Regenesis: Come la biologia sintetica reinventerà la natura e noi stessi*. Basic Books.

Cohen, A. A. (2016). Dinamica dei sistemi complessi nell'invecchiamento: Nuove evidenze, continui interrogativi. *Biogerontologia, 17*(1), 205-220. https://doi.org/10.1007/s10522-015-9584-x

Fahy, G. M., Brooke, R. T., Watson, J. P., Good, Z., Vasanawala, S. S., Maecker, H., ... Horvath, S. (2019). Inversione dell'invecchiamento epigenetico e delle tendenze immunosenescenti nell'uomo. *Aging Cell, 18*(6), e13028.
https://doi.org/10.1111/acel.13028

Fontana, L. e Kennedy, B. K. (2021). Promuovere la salute e la longevità attraverso la dieta: dagli organismi modello all'uomo. *Cell, 184*(6), 1539-1555. https://doi.org/10.1016/j.cell.2021.02.019

Gladyshev, V. N. (2021). Il punto zero della vita e dell'invecchiamento degli organismi. *Trends in Molecular Medicine, 27*(1), 11-19. https://doi.org/10.1016/j.molmed.2020.10.002

Horvath, S. (2013). Età di metilazione del DNA di tessuti e tipi di cellule umane. *Genome Biology, 14*, R115. https://doi.org/10.1186/gb-2013-14-10-r115

Kennedy, B. K., Berger, S. L., Brunet, A., Campisi, J., Cuervo, A. M., Epel, E. S., ... Rando, T. A. (2014). Geroscienza: collegare l'invecchiamento alle malattie croniche. *Cell, 159*(4), 709-713. https://doi.org/10.1016/j.cell.2014.10.039

Kirkland, J. L., Tchkonia, T., Zhu, Y., Niedernhofer, L. J., & Robbins, P. D. (2017). Il potenziale clinico dei farmaci senolitici. *Journal of the American Geriatrics Society, 65*(10), 2297-2301. https://doi.org/10.1111/jgs.14969

López-Otín, C., Blasco, M. A., Partridge, L., Serrano, M. e Kroemer, G. (2013). I segni distintivi dell'invecchiamento. *Cell, 153*(6), 1194-1217. https://doi.org/10.1016/j.cell.2013.05.039

Mattson, M. P., Longo, V. D. e Harvie, M. (2017). Impatto del digiuno intermittente sulla salute e sui processi patologici. *Ageing Research Reviews, 39*, 46-58. https://doi.org/10.1016/j.arr.2016.10.005

Miller, R. A. (2001). Biomarcatori dell'invecchiamento: previsione dell'età biologica e dell'aspettativa di vita. *The Journals of*

Gerontology: Series A, 56(6), B301-B309. https://doi.org/10.1093/gerona/56.6.B301

Moskalev, A. A., Aliper, A. M., Smit-McBride, Z., Buzdin, A., Zhavoronkov, A. (2016). Genetica ed epigenetica dell'invecchiamento e della longevità. *Cell Cycle, 15*(11), 1390-1402. https://doi.org/10.1080/15384101.2016.1152433

Niedernhofer, L. J., Kirkland, J. L., & Ladiges, W. (2017). Endpoint di patologia molecolare utili per gli studi sull'invecchiamento. *Ageing Research Reviews, 35,* 241-249. https://doi.org/10.1016/j.arr.2016.10.003

Partridge, L., Deelen, J. e Slagboom, P. E. (2018). Affrontare le sfide globali dell'invecchiamento. *Nature, 561*(7721), 45-56. https://doi.org/10.1038/s41586-018-0457-8

Rando, T. A. e Wyss-Coray, T. (2021). Invecchiamento asincrono, contagioso e digitale. *Nature Aging, 1,* 29-35. https://doi.org/10.1038/s43587-020-00008-w

Schäfer, M. (2022). *Vivere a lungo: Strategie mediche contro l'invecchiamento.* C. H. Beck.

Sinclair, D. e LaPlante, M. (2019). *Durata della vita: perché invecchiamo e perché non dobbiamo farlo.* Atria Books.

Snyder, M. P., Chen, R. e Menon, V. (2019). Profilazione omica personale: uno strumento per la medicina di precisione. *Cell, 157*(1), 241-250. https://doi.org/10.1016/j.cell.2014.02.018

Tchkonia, T., Zhu, Y., van Deursen, J., Campisi, J., & Kirkland, J. L. (2013). Senescenza cellulare e fenotipo secretorio senescente:

opportunità terapeutiche. *The Journal of Clinical Investigation, 123*(3), 966-972. https://doi.org/10.1172/JCI64098

Turner, N. J., & Badylak, S. F. (2013). Rigenerazione da cellule staminali adulte endogene: progressi, sfide e direzioni future. *JAMA Surgery, 148*(3), 279-284. https://doi.org/10.1001/jamasurg.2013.209

Panoramica tabellare: prodotti moderni e affidabili contro l'invecchiamento e i loro principi attivi

Di seguito sono elencati gli agenti e gli interventi anti-invecchiamento più importanti che sono attualmente oggetto di studio serio. La tabella contiene la rispettiva misura, il presunto meccanismo biologico d'azione e una valutazione dell'evidenza clinica nell'uomo:

Rimedio / Terapia	Principio attivo / meccanismo	Base di evidenza (persone)
Metformina	Attivazione dell'AMPK, riduzione della glicemia e dell'IGF-1	Alta (soprattutto nei diabetici)
Rapamicina (Sirolimus)	inibizione di mTOR, ritardo dell'invecchiamento cellulare	Medio - studi clinici in corso
Precursori di NAD⁺ (ad es. NMN, NR)	Promozione della funzione mitocondriale, riparazione del DNA	Agente - studi iniziali promettenti
Senolitici (ad es. dasatinib + quercetina)	Eliminazione delle cellule senescenti	Limitato - attualmente principalmente modelli animali

Rimedio / Terapia	Principio attivo / meccanismo	Base di evidenza (persone)
Restrizione calorica / digiuno intermittente	Inibizione di mTOR, promozione dell'autofagia	Alto - ben documentato epidemiologicamente e sperimentalmente
Spermidina	Induzione dell'autofagia, purificazione cellulare	Agenti - sono disponibili i primi studi controllati
Resveratrolo	Attivazione della sirtuina, effetto antiossidante	Basso - forti dati sugli animali
Esercizio fisico (resistenza, forza)	Miglioramento della biogenesi mitocondriale, resistenza allo stress	Alto - ben documentato da studi
Melatonina (per la cronoregolazione)	Stabilizzazione del ritmo circadiano, effetto antiossidante	Rimedio - soprattutto per il sonno e la funzione immunitaria
Vitamina D + acidi grassi omega-3 (combinazione)	Immunomodulante, antinfiammatorio, cardioprotettivo	Agenti - ben studiati negli adulti anziani

Questa panoramica chiarisce che esistono già **diversi interventi scientificamente provati** che possono ritardare l'invecchiamento o almeno prolungare la durata della salute. Allo stesso tempo, è chiaro che non tutti gli approcci promettenti sono pronti per un'applicazione clinica diffusa.

***